El alma
conoce el camino

Ingrid Dykstra

El alma
conoce el camino

Constelaciones familiares con niños y jóvenes

Con prólogo de Jirina Prekop

EDICIONES OBELISCO

Colección Psicología
EL ALMA CONOCE EL CAMINO
Ingrid Dykstra

1.ª edición: abril de 2007

Título original:
Die Seele weist den Weg

Traducción: *Rosa Renedo*
Maquetación y diseño de cubierta: *Marta Rovira*

Edita: Ediciones Obelisco, S. L.
Pere IV, 78 (Edif. Pedro IV) 3.ª planta 5.ª puerta.
08005 Barcelona - España
Tel. 93 309 85 25 - Fax 93 309 85 23
Paracas, 59 Buenos Aires
C1275AFA República Argentina
Tel. (541 -14) 305 06 33 Fax (541 -14) 304 78 20
E-mail: obelisco@edicionesobelisco.com

ISBN: 978-84-9777-355-3
Depósito Legal: B-20.891-2007

Printed in Spain

Impreso en España en los talleres gráficos de Romanyà/Valls S.A.
Verdaguer, 1 – 08786 Capellades (Barcelona)

Prólogo

En febrero de 2004, escuché hablar a Ingrid Dykstra en un congreso, cuyo título era «Crece y desarróllate, querido niño». ¡Qué importante es este trabajo!, pensé. Y es que nuestros hijos crecen, pero no se desarrollan. En lo que se refiere a las necesidades materiales no parece que les falte nada. Están rodeados de juguetes de todo tipo; tienen acceso a montones de canales de televisión y a Internet. Pero anímicamente, muchos niños sufren cada vez mayores necesidades. Y esto se traduce en miedos, desasosiegos, hiperactividad, depresiones y agresividad. La cifra de los jóvenes drogodependientes y delincuentes aumenta cada día. Pero resulta, además, que el cuadro en el que vemos pintados a los padres refleja la misma inseguridad; como si ellos mismos fueran todavía niños que exigieran el cuidado de una madre y una orientación.

Para los niños, el amor es el asidero más importante. También los padres fueron niños un día y los padres de éstos, igualmente. En ocasiones, la mala fortuna y las penalidades hacen que las familias caigan en un desorden y una confusión completos. Puede suceder que los padres, por amor a sus padres, les dediquen todo su apoyo y pierdan un poco de vista a sus propios hijos. Estos niños se convierten entonces en jóvenes desorientados.

Sólo cuando el orden familiar se restaura y los niños pueden vivir otra vez en el lugar que les corresponde, son capaces de tranquilizarse y desarrollarse. A veces necesitan ayuda provisional externa para poder darse cuenta de adónde pertenecen.

Ingrid Dykstra presenta en este libro varios ejemplos que pueden servir como modelos. Basándose en sus largos años de trabajo con niños y familias, ha desarrollado su propio sistema, su propio método en el que el pensamiento sistémico-fenomenológico y la determinación del lugar que ocupa la familia juegan un papel esencial.

Espero que este libro pueda ayudar a muchos lectores a dar rienda suelta de nuevo al cauce del amor.

JIRINA PREKOP
Lindau, primavera de 2004

Presentación

Querido lector:

En mi libro *Wenn Kinder Schicksal tragen* («Cuando los niños cargan con la mala fortuna») expuse cómo los «órdenes del amor» que rigen la familia se hacen extensivos también a los niños, y que son justamente ellos los que intentan llamar la atención sobre el equilibrio perdido del sistema mediante un comportamiento extraño o poniéndose enfermos.

Un punto esencial de mis explicaciones reside justamente en dejar claro que, a veces, es útil para el niño que los adultos entiendan estas señales como algo que tiene que ver con ellos directamente y que pueden y deben resolver. Cuando los padres consiguen contemplar la actitud problemática de sus hijos bajo la óptica de que éstos actúan inconscientemente por un profundo amor que los une a ellos, para quizá hacer visible o compartir aquello que está reprimido en su interior o que les resulta problemático, por lo general están dispuestos ya para ponerse en su lugar. Las constelaciones familiares son una forma de ver qué daños residen en el sistema familiar, de reconocer las relaciones anímicas extensivas a varias generaciones y quizá romper el modelo que atrae hacia sí la enfermedad y cuyo campo de acción también alcanza naturalmente a los niños, restándoles fuerza para su propio desarrollo.

Cuando los padres llevan una vida difícil, de ninguna manera puede resultar fácil para los niños, porque ellos sienten que pertenecen a esa vida y, por lo tanto, perciben que forman parte también de lo malo, de lo problemático; están involucrados en ello. Por esta razón, frecuentemente, tiene poco o ningún sentido el hecho de que a los niños se les ofrezca sólo ayuda terapéutica. Es mucho más importante que los padres se «alivien, aligeren». Y una forma de aligerarse o aliviarse puede ser empezar por reconocer aquello que es malo o problemático y que les está afectando, incluso aunque no puedan cambiarlo o solucionarlo.

El punto de mira del niño trasladado a los padres es, con frecuencia, lo más liberador para él. En ocasiones, el resto de la terapia con el niño puede resultar inútil. De hecho, el trabajo de representación en los adultos, con sus hondos procesos, es algo que repercute directamente en los niños.

Cuando los padres que tienen problemas con sus hijos se dirigen a nuestro Instituto, mantengo una conversación con los adultos para que me muestren sus imágenes y pensamientos. Mi colega trabaja de forma paralela con los niños, observando la imagen que ellos tienen del sistema familiar. Cuando la familia se ha ido, nos sentamos juntas e intercambiamos las imágenes. Y la experiencia nos demuestra que los niños siempre están fuertemente ligados a aquello que es esencial en la familia, muchas veces incluso más fuerte de lo que lo están sus padres. Inconscientemente tienen un acceso a lo que de verdad está en su sistema. En ocasiones los padres se quedan sorprendidos ante nuestras observaciones. En muchos casos creían que sus hijos no sabían nada de determinados acontecimientos. O se sienten fuertemente impresionados, porque se dan cuenta de con qué profundo amor tienen a sus hijos ante sí, llamándoles la atención sobre algo que quizá permaneciera enterrado dentro de ellos mismos. Para nosotros, esto significa observar el trabajo con niños y jóvenes con una mirada más amplia y encontrarnos con ellos en este plano con una mayor conciencia. Y comprobamos también nuestro principio de si, en cualquier caso, no le será más útil al niño dejar la solución del lado de los adultos cuando resulta evidente que éste se verá sobrecargado por las medidas adoptadas.

Queda demostrado que, en muchos casos, los niños y, muy especialmente, los jóvenes sólo logran tranquilizarse cuando se les aborda en este plano profundo y desconocido y experimentan unas imágenes efectivas que les sanan, podríamos decir. Así, por un lado, hemos empezado a permitir que influyan en el trabajo directo con ellos muchos elementos del trabajo con representaciones clásico y, por otro lado, hemos comenzado a invitarles a las representaciones de sus padres, en los casos en que es evidente y apreciable que, durante años, han tenido que soportar la carga de aquello que ha estado en vigencia en el sistema. En estas circunstancias, su alma necesita igualmente la posibilidad de ver primero las imágenes con esa carga que ellos conocen y perciben de forma más o menos intuitiva, y poder comprender la imagen curativa de la coordinación de mala fortuna en el sistema. Experimentamos con qué gravedad siguen estas representaciones niños incluso pequeños y cómo hacen determinadas indicaciones en puntos decisivos de las representaciones, con lo que se puede ver claramente la profunda sensibilidad que demuestran hacia este tipo de trabajo. Esto ha sido lo que me ha animado a realizar un trabajo de representaciones directamente con niños y jóvenes. Y así es como, en el transcurso de los últimos años, nuestro trabajo, especialmente con niños y jóvenes, se ha ampliado y se ha hecho más profundo de manera decisiva.

Este modelo de funcionamiento se ha demostrado efectivo sobre todo con los jóvenes. Trabajamos mucho en nuestras consultas con jóvenes conflictivos. Con frecuencia nos los manda la oficina de protección del menor, adonde se dirigen los padres desesperados porque los hijos se les han ido de las manos y, por ejemplo, se han hecho drogadictos o alcohólicos, se han negado a ir a la escuela, han acabado metidos en círculos delictivos, etc.

El trabajo conjunto con los organismos encargados de la protección del menor fue, en un principio, difícil y lento. En su comienzo también se evidenció la desconfianza de los trabajadores de dichos organismos, pero nuestro sistema convenció pronto, porque se acortaron ostensiblemente muchos procesos de asesoramiento a la familia, gracias a que la dinámica de base era claramente más rápida.

Esto era algo nuevo en contraposición con otros centros de asesoramiento. Esta novedad se comentó por todas partes y creó curiosidad. Hicimos, pues, un día de puertas abiertas directamente dirigido a los trabajadores de los organismos de protección del menor, y en la invitación escribimos «demostración práctica de constelación familiar». Nos sentamos en un gran círculo formado por unas veinte personas y uno de los trabajadores presentó un caso en el que dudaba de si un joven que vivía con su padre debía volver a vivir con su madre, que sufría una fuerte carga psíquica. Se inclinaba por una decisión, pero no estaba seguro de que fuera la acertada. El caso se presentaba como una «constelación de supervisión» que resultaba bastante impresionante y en la que este trabajador entró directamente en contacto con su propia historia. Gracias a la representación se dio cuenta de qué era lo que le había orientado en la búsqueda de una decisión. Entonces pudo ver claramente una buena solución y se sintió muy aliviado. Y esta solución era justamente aquella por la que no se inclinaba en un principio. El hecho hizo que los participantes se tomaran la demostración y el sistema utilizado en ella muy en serio y de forma reflexiva, con lo que se consiguió una buena base para presentar nuestro concepto de éxito.

Entre tanto nos hemos convertido en un lugar pionero para tratar casos especialmente difíciles, sobre todo de problemas con los jóvenes. De hecho, los jóvenes se muestran altamente accesibles cuando examinamos a sus familias junto a ellos. Con frecuencia muestran unas formas drásticas para expresar su estado anímico. Y demuestran esa accesibilidad, lo que merece todo mi respeto, también al darme la posibilidad, durante el trabajo sistémico-fenomenológico, de encontrar algo muy distinto escondido tras la fachada.

Es precisamente de estas experiencias de las que quiero hablar en este libro y espero que mi trabajo llegue y estimule tanto a los padres como a mis colegas.

Parte I

Cómo afecta el orden en niños y jóvenes

Presentación

Puesto que se trata a continuación de presentar cómo el trabajo sistémico-fenomenológico con niños y jóvenes es un método viable y accesible, me gustaría explicar brevemente en qué consiste para aquellos lectores que están poco familiarizados con él.

El concepto de *fenomenología sistémica* fue acuñado por Bert Hellinger en su trabajo con constelaciones familiares. Algunos extractos del artículo «Los hombres no son tan libres como les gustaría», de la página de Internet de Bert Hellinger (www.hellinger.com), puede aclararlo:

> Toda persona nace en el seno de una familia (su familia de origen) y es así como tiene una unión con todos los demás miembros a través del amor primario. Una instancia desconocida que se designa como conciencia familiar vigila las condiciones del sistema a las que estamos expuestos y al servicio del cual estamos: la unión, el equilibrio entre el dar y el recibir y el orden. Estas condiciones también atañen a las familias de hoy en día. Todos los que están dentro de

> este sistema familiar, incluidos los muertos, tienen el mismo derecho de pertenencia, de vinculación. Si se excluye, se desprecia o se olvida a algún miembro (por ejemplo, un hermano muerto mucho tiempo atrás), la conciencia familiar reacciona recordándole a otro miembro, casi siempre de una generación posterior, sus obligaciones y permitiéndole imitar a esta persona y su destino.

También los niños están unidos a su sistema familiar y les valen las mismas condiciones. Un niño tiene que sentirse perteneciente a la familia para saberse seguro dentro de ella y, por ende, en la vida. En lo profundo de la mente, esta pertenencia significa una pertenencia con todas las consecuencias, también una pertenencia a lo malo, a lo problemático. Lo malo y los problemas se transmiten de los padres a los hijos y se almacenan, por así decirlo, como un conocimiento inconsciente dentro de uno mismo. Sus padres lo han recibido a su vez de sus respectivos padres. En muchas ocasiones existe dentro de ellos como conocimiento inconsciente y con un acceso difícil o directamente imposible. En estos casos, el trabajo con las constelaciones familiares resulta útil para hacer visibles tales dinámicas ocultas.

La representación de la familia puede presentarse como un árbol genealógico con personas vivas. Lo ideal es que las representaciones se hagan en seminarios, porque aquí se puede elegir una persona sustituta para cada miembro de la familia. Aquel que hace la representación elige, dentro del círculo de personas que se han reunido, representantes para su sistema familiar y lo hace tal como lo siente en ese momento, siguiendo su momentánea imagen interna. Cuando se tiene un cliente en una sesión individual también es posible que represente su sistema, valiéndose, por ejemplo, de los cuadros de la alfombra, las sillas, los cojines o cosas parecidas. En este caso, o bien puede ir él mismo tomando las distintas posiciones y examinar los sentimientos que va teniendo en cada diferente lugar, o el terapeuta va ocupando las distintas posiciones, una tras otra, e informando de sus percepciones.

Una vez que el cliente ha hecho ya la representación de su familia, pasa algo sorprendente: las personas extrañas elegidas para representar a los miembros de la familia se sienten como si fueran las personas auténticas a las que representan en el mismo momento en que empieza la representación. Pueden expresar los sentimientos de estas personas y, en parte, reciben incluso los síntomas físicos que los miembros de la familia tienen o tuvieron, si es que ya están muertos, sin que se den cuenta de nada. Por ejemplo, pueden sentir fuertes dolores de cabeza o de espalda, o también un lado frío del cuerpo, sensación de entumecimiento, temblores, etc. Además pueden aparecer sentimientos como la tristeza, el anhelo, el miedo, o se forman frases que el representante se ve obligado a utilizar, aunque para él no lleven a ninguna parte porque proceden de la nada, y que, sin embargo, para la persona que ha elegido a los representantes de la familia tienen pleno sentido o son conocidas.

Basándose en las relaciones que establecen las personas y lo que va apareciendo, se puede hacer evidente una dinámica base, que con frecuencia aparece de manera completamente inconsciente en los clientes que sufren alguna enfermedad o desgracia. Existen tres dinámicas básicas que se manifiestan una y otra vez en las representaciones. La primera es «Te seguiré hasta la muerte»; la segunda, «Prefiero morir yo antes que tú» o «Mejor me muero yo que tú» y la tercera: «Reparación de la culpa personal».

Muchas veces, generaciones anteriores a nosotros influyen en nuestro sistema actual. La enfermedad, los accidentes, el suicidio, la depresión y también los problemas en la pareja, el matrimonio y la familia pueden ser consecuencias de tales vínculos sistémicos. Sobre todo los niños tienden a «sustituir» a sus padres cuando ven que éstos están amenazados, incluso pagando el precio de la propia desgracia o el fracaso. O bien empiezan a repetir lo malo o problemático de sus padres –también esto es pertenencia en sentido sistémico–. Los niños, por supuesto, no entienden lo que ellos accionan o lo que les impulsa. Por lo general, ya son ellos suficientemente desgraciados con la situación, sin necesidad de tener en su mano el poder de cambiar nada. Deberíamos preguntarnos: ¿Qué imagen expresan y adónde pertenece en realidad dentro del sistema?

¿Cómo afecta el destino de la familia en el alma de los niños?

Los niños son siempre el último eslabón en la larga cadena de las generaciones. La contemplación de muchas constelaciones familiares ha demostrado que tampoco ellos salen ilesos cuando se impone un destino fatal. Gráficamente podríamos imaginárnoslo de la siguiente manera: cuando, por ejemplo, los abuelos o los bisabuelos de los niños han hecho algo malo, sus padres no miran adelante, que es donde ellos, los niños, están. Suelen mirar mucho más atrás, donde ha hecho su aparición el destino fatal de las generaciones, porque quizá es algo que aún permanece sin solucionar. Según el orden, los bisabuelos o los abuelos deberían permanecer detrás de los padres a manera de fuente de energía, de tal forma que ese destino fatal de sus antepasados se pueda quedar definitivamente atrás en el más auténtico sentido de la palabra. La vida proviene de muy lejos a través de los antepasados y es transmitida hacia delante, hacia el presente y el futuro. Pero muchos adultos, dada la profunda unión, aún miran atrás, hacia el destino de sus padres, y soportan parte de su carga, inconsciente o bien interiormente dejan de lado a un miembro u otro de los progenitores. De esta manera, les falta una parte de su capacidad que, en realidad, les sería necesaria para el presente y para sus hijos.

Para que los niños se puedan desarrollar bien y fuertes, necesitan a sus padres cara a cara. Sólo así pueden reconocer y desarrollar las partes correspondientes de sus padres que ellos mismos tienen. Los padres tienen que «reflejarlos». Si tomamos la imagen del espejo, queda claro que nadie se puede reconocer en él si se coloca detrás. Si los niños desean ser vistos por sus padres –cosa que necesitan urgentemente para poder satisfacer sus necesidades vitales y de supervivencia–, no les queda más remedio que dirigirse al lugar al que miran sus padres y en el que éstos están ocupados. Y así es como corretean por el campo del destino de los adultos y el pasado, y entonces se llevan consigo una impresión de aquello que está actuando allí y hacen suyo algo que no les pertenece. Toman toda la energía de lo malo o lo problemático que forma parte de este destino. Para expresar el sentimiento que se llevan de allí, los niños desarrollan sus propias imágenes y mecanismos, que en ocasiones los padres no pueden reconocer, aunque proceden de su sistema. Los padres sufren, por así decirlo, de una ceguera sistémica. Para volver a ver, precisan un reflejo procedente del exterior.

Todos estos procesos, por supuesto, se producen tanto en los adultos (como hijos de sus padres) como en los niños de forma profundamente inconsciente. Para la mente de los niños es una fuerte sobrecarga. Tienen poca capacidad para realizar su propio desarrollo y, con frecuencia, llegan incluso a enfermar. Esto es lo que hace que resulte tan difícil prestar ayuda desde los planos externos, pues, como asesor, no se conocen estos procesos y dinámicas profundos.

Me gustaría demostrarlo con un ejercicio que utilizo bastante en los seminarios o en los fines de semana de formación dirigidos a los terapeutas, pedagogos, etc., interesados en el tema. Usted, querido lector, puede realizar el ejercicio para sí mismo y ser capaz así de juzgar su eficacia:

> Por favor, cerrad los ojos. Imaginad que estáis ante vuestros padres y que los miráis. A vuestra izquierda está vuestro padre y, al lado, a

vuestra derecha, está vuestra madre. Están situados a una cierta distancia, de manera que resulte cómodo mirar al uno y al otro. Después decid: ¡Hola, madre; hola, padre! o «Hola, mamá; hola, papá» o «Hola mami; hola, papi», o cualquier otra forma de nombrar a vuestros padres que utilicéis o hayáis utilizado. Vosotros sólo estáis ahí y miráis –y permitid que vuestros padres os miren–; cada cual puede intentar indagar para sí mismo lo viejo que se siente en ese momento.

Ahora imaginad que detrás de vuestros padres está su destino; sea lo que sea lo que ahí aparezca, les pertenece a ellos. Igual da que lo podáis reconocer, que lo podáis sentir. Si lo sentís como algo demasiado pesado, dad uno o dos pasos atrás, hasta que tengáis a vuestros padres a la vista de nuevo y podáis seguir mirándolos.

Imaginad que os inclináis ligeramente y les decís: «Respeto vuestro destino». ¿Qué aspecto tienen ellos entonces? ¿Y cómo os sentís vosotros? Y ahora les decís: «Por favor, mostraos amables cuando yo me dé la vuelta y mire mi destino...». Después daos la vuelta y mirad vuestro destino, sea lo que sea lo que aparezca. Quizá una persona, quizá vuestros hijos, quizá una idea... Habrá quien pueda reconocerlo sin problemas; para otros no será más que una sensación de que ahí delante hay algo, algo que está unido a vosotros inseparablemente, vuestro propio destino. Con esta vuelta os haréis adultos; os haréis libres para aquello que está determinado para vosotros, al igual que lo estuvo para vuestros padres el hecho de poneros en el mundo de una manera especial. Habéis recibido de ellos lo más importante.

Y ahora tranquilamente regresad, con aquello que está detrás de vosotros y lo que está delante, de vuelta a este lugar y a este tiempo. Y abrid despacio los ojos.

Una apreciación frecuente de las personas que han realizado este ejercicio es que se hacen una idea de la carga que soportan sus padres o de la carga que ellos mismos, como hijos de sus padres, soportan junto a éstos y de lo que, hasta ese momento, no eran conscientes.

Y esto es justamente lo importante: puesto que no es algo consciente para ellos, evidentemente no se dan cuenta de en qué momento expresan y transmiten esta carga a través de su comportamiento.

Si nos quedamos con la imagen de que los padres les dan la espalda a sus hijos, porque miran otra cosa, es quizá comprensible por qué les resulta tan difícil muchas veces comprender a sus hijos. En este punto de la historia, el terapeuta o el pedagogo puede mirar con una mirada muy distinta tanto a los padres como a los hijos.

Al principio de mi contemplación sistémico-fenomenológica, con frecuencia he experimentado que mi «pre-juicio», mi juicio a priori, que en ocasiones está acompañado de la indignación y la condena de los padres, era totalmente incorrecto e inoportuno, y a veces me he sentido avergonzada cuando se ha hecho patente lo que de verdad tienen que soportar estos padres, y que hace que quede anulada su capacidad para contemplar a sus hijos suficientemente.

El desorden

Cuando los padres vienen a mi consulta porque el comportamiento de sus hijos es incomprensible, con frecuencia les pido que me muestren, o que me hagan evidente utilizando objetos, qué imagen interna tienen en realidad de su familia y cuál es la relación de unos miembros de la familia con otros: quién se relaciona con quién, quién está cerca de quién, quién está quizá más alejado de otros, etc. Cuando se conoce el orden de base sistémico, este procedimiento puede ser un buen medio de diagnóstico. Y así se puede ver que uno o más hijos están más cercanos a uno de los padres. Para mí, esto es una prueba clara de que es de este adulto del que se fían los niños; es él al que secundan. Después se les puede hacer sentir a los padres lo que pasaría si los hijos estuvieran a una cierta distancia. Entonces son típicas frases como: «Ahora están demasiado lejos; eso no está bien». Tras el primer susto, la mayoría de los padres se sienten mejor. Si no sucede así y queda patente que se encuentran incómodos, habrá que dejarles claro que los niños no están ahí para liberarlos de este sentimiento. Y es así como estamos ante la transmisión de padres a padres, que es donde en realidad se originó el sentimiento.

Motivada por el trabajo de una colega* que informó sobre sus experiencias con el «desorden de la mesa», muchas veces les pregunto a los padres, por ejemplo, cómo se sientan a la mesa en casa. En ocasiones les pido que me lo muestren. Esto suele ser siempre muy instructivo. Rara vez se sientan los hijos frente a los padres; lo normal es que el orden se base en la sucesión de los hijos según la edad. Esta sucesión se hace de la siguiente manera: de derecha a izquierda en el sentido de las agujas del reloj, empezando con el más mayor, después el que le continúa en edad y sucesivamente. Así a veces, por ejemplo, se sienta el más joven en la primera posición, con el argumento de que esté más cerca del adulto para poderlo controlar. Pero para él sería mucho más sano sentirse como el más joven de los hermanos. Cuando les muestro a los padres el orden «correcto», enseguida hacen objeciones del tipo que no se puede hacer nada al respecto por cuestiones de espacio, que la mesa no tiene buena situación, que es redonda, etc.

---

* Jutta Fronius-Jansco: *Tischunordnung – Familienaufstellung in der Einzeltherapie* [«Desorden en la mesa – Representación de la familia en la terapia individual»], en: *Praxis der Systemaufstellung* [«Práctica de la representación sistémica»], Nr. 1/2002.

Cuando doy un paso más y les pido a los padres que me muestren cómo se sentaron antes a la mesa con sus padres, con frecuencia aparece, para su perplejidad, el mismo esquema. Y cuando les hago percibir cómo habrían experimentado el orden para su sistema si, por ejemplo, se hubieran sentado junto al hermano mayor y frente al padre, en lugar de junto al padre, son capaces de entender mejor lo que puede ser de ayuda para sus hijos. Es así como logro hablar con ellos y, en esta conversación, indagar qué fue lo que acabó en desorden en su familia de origen y que ha tenido repercusiones en el sistema presente sin tener que recurrir a algo de más envergadura, como una representación de la familia.

La búsqueda del lugar

Muchas dificultades por las que pasan los adultos resultan del hecho de que carecen de una imagen interna del lugar que ocupan en su familia de origen. Y así es como muchas veces tampoco encuentran su lugar en la vida. Esto puede traducirse en problemas psíquicos, en problemas en el día a día laboral, donde quizá uno no es capaz de encontrar su lugar dentro del círculo de colegas o dentro de un equipo, en la pareja, etc. En mi consulta he experimentado frecuentemente que los padres me presentan una trayectoria vital difícil, con, por ejemplo, una separación temprana de los padres cuando el adulto mismo era aún un niño, el haber vivido con los padrastros, la ruptura de contacto con uno de los padres a edad muy temprana, el conocer la existencia de hermanastros o medio hermanos en época ya tardía y cosas parecidas. Lo normal es que sean perfectamente capaces de reconocer que sus problemas tienen su origen en estos hechos. Y es así como, gracias a la representación de la familia, muchos adultos se abren para contemplar dónde podría estar su lugar.

Pero, sorprendentemente, los adultos suelen estar convencidos de que, en cualquier caso, sus hijos sí saben dónde está su lugar, porque ellos han tenido mucho cuidado de que todo estuviera «en orden». Hay un padre, hay una madre, hay unos hermanos. E incluso, aunque los padres se hayan separado, el trato con el nuevo padre es muy relajado; de hecho es el «padre social», mientras que el padre biológico es el «padre productor», y además los niños tienen un buen contacto regular con él. Los padres no saben que sus hijos reaccionan mucho más a aquello que está influyendo inconscientemente en los adultos y que hacen suyos los sentimientos y las dificultades que ellos tienen como si fueran las suyas propias. Esto es así también, y en este caso aún es más complicado, cuando los niños experimentan algo que pertenecía a una parte de los padres, parte que quizá hace mucho que ya no está presente o incluso es desconocida. En este caso, también los sentimientos que el niño tiene son igualmente eficaces e intentan desarrollarse. Y equivalen al cincuenta por ciento del total, o sea, ¡justamente a la mitad del propio ser del niño!

Así, muchos niños y jóvenes están a la búsqueda de sus sentimientos y su lugar, dándole a esta búsqueda unas formas de expresión drástica. Y esto puede empezar pronto; por ejemplo, ya en la tierna infancia, con retrasos en el desarrollo, alteraciones de la percepción, comportamientos extraños, etc. Quien desee ocuparse más en profundidad de estos temas, puede consultar mi libro *Wenn Kinder Schicksal tragen* («Cuando los niños cargan con la mala fortuna»). En él analizo detalladamente estas alteraciones y sus posibles causas, además de dar abundantes ejemplos; también ofrezco soluciones para recuperar el equilibrio familiar perdido.

Existe una transformación brusca de nuevo cuando los niños llegan a la pubertad y buscan su propio yo y la conciencia de sí mismos. ¡Y también ejemplos que seguir! Esta palabra señala la dirección que hay que tomar: los niños y los jóvenes necesitan alguien ante sí que les sirva de orientación. Hoy en día, este lugar lo ocupan muchas veces elementos del mundo de los medios, por ejemplo las llamadas «Stars» (estrellas), que supuestamente funcionan como patrones que seguir e imitar, y que son muy enaltecidos y respetados por niños y jóvenes.

A este respecto veo el paralelismo con la representación de la familia: una realización esencialmente útil es siempre la honra de los padres y, consecuentemente, la aceptación de la propia vida de éstos. ¡Qué contradicción para la juventud! Se hacen unos horrendos negocios basados en la idea de que los jóvenes quieren sentir un pedazo de ese mundo, sea a través de la música, sea a través de la compra de símbolos de un estatus que está muy de moda en un determinado momento entre los jóvenes. Hay que estar en la onda.

Detrás de esta máscara, lo que nos encontramos a veces son almas asustadas que no saben adónde pertenecen, dónde deben colocarse, que desconocen cuál es su lugar. Pretenden pertenecer a un grupo, formar parte de él, a través de símbolos externos como la ropa de marca o los aparatos electrónicos en boga. O a través de todo lo contrario, o sea, de aquello a lo que no pertenecen. Entonces es más bien el rechazo lo que les hace sentirse un grupo; pensemos, por ejemplo, en los grupos radicales de derechas o los seguidores de las sectas del diablo.

Las manías como movimiento de búsqueda del alma

Cuando los padres no pueden acompañar o responder suficientemente a la búsqueda de sus hijos, a la que éstos quizá ya en la infancia han dado una expresión física, dicha búsqueda se transforma con frecuencia en una manía al entrar en la pubertad.

Un ejemplo evidente a este respecto es la hiperactividad infantil, un fenómeno habitual en nuestra época. Estos niños son un desafío para su ambiente, porque dadas su intranquilidad y necesidad de movimiento constante son imposibles de sujetar. Si, por ejemplo, la hiperactividad de un niño sólo se trata con medicamentos con el fin de que se calme, su subconsciente recibe constantemente el mensaje de que los buenos resultados que se consiguen no son por él mismo, sino con la ayuda externa. A algunos niños se les suministran estos medicamentos durante años para que puedan funcionar en la escuela. Esto puede tener unas consecuencias fatales para su propia conciencia. Los niños y más tarde los jóvenes son incapaces de desarrollar ninguna confianza en sí mismos y en sus propias capacidades. No es extraño que así se haya preparado el camino para la siguiente dependencia. Entonces, el joven responde a las exigencias de su cuerpo y de su mente igualmente con sustitutos externos, tal como ya había aprendido a hacerlo antes.

Un joven, que entre otras cosas presentaba un fuerte consumo de hachís y rechazo a la escuela, llegó a nuestra consulta con una amplia carrera en la toma de medicamentos prescritos por el médico. Había llegado al punto de: «Tomándolos yo soy como la gente quiere que sea, me adapto a ellos; si no los tomo, ¡soy como yo soy en realidad! Y entonces no hago más que cagadas…». ¡Qué dramático para su propia imagen! Su verdadera intranquilidad y su búsqueda se debía a su padre, que desde su infancia no vivía con la familia y del que yo supe por la madre que había ido a la cárcel por problemas de drogas y que vivía en una comuna terapéutica para desintoxicarse. ¡El chico era únicamente hijo de su padre! Puesto que la madre comprendió las conexiones, tuvo el valor necesario para ponerse en contacto con el padre, después de muchos años, y reunir a padre e hijo. ¡Qué alivio para el muchacho! El padre era el único que tenía acceso a él y el chico volvió a tener ilusión. Al final fue capaz de «reconocerse» y su búsqueda llegó por fin a término.

Pero, en muchas ocasiones, no resulta posible facilitar a los niños y los jóvenes el acceso a sus sentimientos internos de esta forma. Todos conocemos los casos en los que los padres están tan enfrentados, que no es posible conseguir nada en esta dirección. O que las heridas son demasiado grandes en ambas partes. O bien una parte de la pareja está desaparecida o muerta. O cualquier otra circunstancia que depare la vida. Para estos casos, el trabajo sistémico es una bendición, tal como quedará demostrado a lo largo de este libro.

Quisiera exponer algunos diagnósticos especialmente ejemplares que evidencian qué expresión dan de su estado y de su búsqueda, por ejemplo, los jóvenes que vienen a nosotros. He de añadir a este respecto que apenas ninguno viene por sí mismo; en la mayoría de los casos, ellos se sienten a sí mismos como «normales», mientras los padres o la oficina de protección del menor los catalogan de desagradables. También es muy frecuente que los niños o los jóvenes, a pesar o precisamente porque tienen rarezas, se sientan llenos de fuerza, mientras los padres, por el contrario, se muestren débiles.

Tan pronto como los niños y los jóvenes se dan cuenta de con qué actitud y disposición los contemplamos a ellos y al sistema, experimentan casi siempre una colaboración comprometida, que suele sorprender a los padres o al colaborador competente de la oficina de protección del menor.

Los niños y los jóvenes tienen una facilidad especial para comprender qué es asunto suyo y qué cosas tienen que solucionar sus padres. Así, muchas veces hemos visto que algún joven ha llamado y ha anulado la cita porque no quería venir a la consulta más, puesto que «no servía para nada». Esto trae como consecuencia la decepción o el enfado de los padres.

Pero los chicos lo único que hacen es expresar claramente que el proceso se ha estancado, lo que no resulta tan claro y perceptible por parte de los padres. Lo más difícil de ello es que esta dinámica sólo se hace clara a través del rechazo de los niños y la consecuente reacción de los padres. Todo esto ha de tomarse como parte del proceso; no hay que darse por vencidos y pensar que el trabajo ha fracasado.

Alcohol y drogas

Prácticamente todos los jóvenes que vienen a nuestra consulta han tenido alguna experiencia con las drogas. La forma más «suave» de éstas consiste en fumar cigarrillos, aunque la más usual es fumar marihuana, seguido del consumo de alcohol. La dependencia del alcohol o de las drogas muchas veces está detrás de la búsqueda inconsciente del padre –de hecho es algo muy extendido entre los jóvenes y también una consecuencia de la actual sociedad, en la que las separaciones y los divorcios son tan rápidos–. En la mayoría de los casos tenemos jóvenes cuya madre es la única que los sostiene y educa o bien tiene una pareja nueva. Lo normal es que el padre biológico haya desaparecido, que se haya roto el contacto, etc.

Las consecuencias de la ruptura de una relación de pareja son, en primer lugar, exclusivamente asunto de los adultos y también las consecuencias derivadas de ella han de ser soportadas por ambas partes. Pero esto es algo que se olvida rápidamente.

Con frecuencia se implica a los hijos en las disputas; el niño tiene que tomar partido o una de las partes decide que la otra ya no es «conveniente» para él. Y resulta que, en muchas ocasiones, es el padre el que pierde el contacto con sus hijos, porque después de una separación los niños suelen quedarse con las madres. ¡Qué mal asunto para la mente del niño! De hecho, éste necesita ambas partes para poderse desarrollar completamente. Si se contempla el tema desde un punto de vista totalmente arcaico, de cara al exterior, la madre es la parte dedicada a los cuidados internos de la familia; el padre representa la fuerza y el sustento.

¿Y para qué utilizan los jóvenes el alcohol y las drogas? Presuntamente para tener más fuerza y resistir mejor de cara al exterior, para superar sus limitaciones e inhibiciones y sus miedos. Quieren sentir la parte a la que no tienen acceso directo dada la ausencia del padre.

Anorexia

Los jóvenes con anorexia se expresan a través de su comportamiento o de su apariencia. «Mejor desaparezco yo que tú, querida madre» o «mejor desaparezco yo que tú, querido padre». Sienten inconscientemente que una parte de la pareja se quiere marchar, en el sentido de querer morir, y desean casi sustituirlo. También en los adultos este desear morir es muchas veces la consecuencia de unos vínculos sistémicos. Quieren seguir a alguien de su sistema de origen. Otra experiencia que hemos tenido cuando hemos invitado a jóvenes anoréxicos junto con sus padres a una representación, es que conservan el pensamiento en algún hermano anterior a ellos muerto muy pronto, que quizá murió durante el parto o nada más nacer o que no llegó a nacer. Incluso cuando un aborto parece no afectar a los niños, es necesario observar muy bien si puede tener consecuencias para los siguientes niños. Puesto que la anorexia es una enfermedad que puede producir la muerte, la mente necesita las correspondientes imágenes que hagan tender hacia la vida.

Llegó a nuestra consulta una madre con su hija de dieciséis años afectada de anorexia. La mujer llevaba cinco años separada de su marido y se ocupaba sola de la niña. La hija había decidido no tener más contacto con el padre. Estuvimos pensando si hacer una representación con las dos, puesto que la carga y el daño de la hija era ya evidente. Mi hipótesis era que para la hija podía ser muy útil encontrar una imagen que la pusiera en contacto con el sentimiento interno que tenía del padre. Pero resultó que la niña continuaba buscando a alguien a su lado y que a este respecto el padre no jugaba un papel importante. Así pues ocupamos esta posición. Y vimos que a la chica le iba mejor de golpe. Se sintió descargada y experimentó que por fin ya no estaba sola. Cuando la madre vio esto, empezó a llorar. Nos contó que antes de esta hija había habido un niño que no llegó a nacer porque no venía en un buen momento. A esto comentó la chica que ella, desde que tenía uso de razón, se imaginaba cómo serían las cosas teniendo un hermano mayor.

Inconscientemente había conservado el pensamiento en él. Ahora ya no necesitaba buscarlo más y esto se reflejó también en sus hábitos alimentarios: una semana después, la madre me llamó por teléfono para contarme, llena de felicidad, que su hija había empezado a comer lácteos y fruta y que le permitía que le sirviera alguna cosa. Era como si dejara que su madre la mimara de nuevo.

Otra tendencia que observo con más frecuencia en las chicas jóvenes es la solidaridad interior hacia la madre. Aparecen en la consulta madres excesivamente delgadas con sus hijas y tienen miedo de que éstas muestren tendencias anoréxicas. Pero no son conscientes de que ellas mismas les sirven de ejemplo. Es perceptible que la anorexia, en estos casos, es en realidad un tema de la madre.

Una vez tenía sentada a una madre frente a mí que había tenido cáncer de lengua y, a causa de las graves operaciones en la boca y en los maxilares, era incapaz de comer de forma normal, se alimentaba a través de una sonda. Se quejaba de que su hija de catorce años se comportaba de una manera tan agresiva hacia ella que con frecuencia no era posible ninguna comunicación entre ambas. A ello se sumaba el desarrollo de un problema alimentario.

Yo le pregunté: ¿Cómo va a comer su hija si ve que su madre no come? La madre se quedó muy pensativa, porque nunca había contemplado este punto... Y en una representación que hizo junto a su hija, se hizo muy evidente el amor de la hija hacia la madre: la chica estaba muy cerca de su madre y quería evitarle todos los sufrimientos. De esta manera, la madre encontró un acceso intuitivo hacia el cariño de su hija. Y pudo decirle: «Aunque yo ya no pueda comer, para mí es la mayor felicidad que tú comas y ver cómo creces y te desarrollas». Había otra imagen importante para la hija y es la de la madre diciendo: «La ayuda que yo necesito, la tomo de tu padre».

En una conversación posterior, me dijo la mujer que ella no había sido consciente de hasta qué punto se había implicado su hija en sus dificultades, de lo contrario se habría dirigido más y de manera más consciente hacia su marido. De hecho, habría sido muy acertado hacer recaer la carga más en los adultos, puesto que son los que mejor pueden soportarla.

Bulimia

También el comportamiento bulímico en los jóvenes, que se expresa primero con atracones de comida y después provoca vomitonas, tiene mucho que ver con un padre despreciado o que directamente no está presente. Bert Hellinger lo explica de la siguiente manera: por fidelidad a la madre, el niño come y, por fidelidad al padre, vomita. Por esta razón, cuando uno se enfrenta a un diagnóstico como éste, ha de investigar cuidadosamente qué papel representa el padre.

Me resulta drástica la imagen de una representación que realizaron una chica y su madre en nuestra consulta. En una conversación previa, la madre y la hija me habían respondido, al preguntarles por el padre, que tras la separación, padre e hija continuaban teniendo contacto. Así mismo, el trato entre la pareja separada resultaba amistoso. En la representación que tuvo lugar después se hizo patente, no obstante, que la hija ocupaba el lugar del padre y que defendía este lugar y lo protegía para él. En el siguiente transcurso de la representación se puso de manifiesto que la madre dirigía su amor más que platónico hacia una amiga. Para la niña resultaba tan ofensivo que una mujer ocupara el puesto de su padre, que hacía todo lo posible por ocupar el lugar de éste. Una buena solución para la chica fue que ella ocupara un lugar junto al padre.

Cuando la chica vio que su madre los miraba a ella y al padre con cariño y éste, desde la distancia, miraba a la madre con cariño, se sintió aliviada y capaz de mantenerse al margen de los asuntos de los adultos.

Conducta autoagresiva

Algunos jóvenes, sobre todo chicas, intentan aliviar su tensión interna provocándose dolor y lesiones en su propio cuerpo.

Son frecuentes las escisiones o los cortes, se hacen heridas con objetos punzantes (tijeras, cuchillos, cuchillas de afeitar, etc.), que sangran. Conocí a una muchacha que era incapaz de dejar de herirse. Así de grande era siempre su tensión interna.

Isabel, una chica de dieciséis años que vivía en un grupo vigilado por un asistente social y que precisamente por eso ya había pasado cuatro semanas en un psiquiátrico infantil y juvenil, me explicó que siempre había momentos en los que su cuerpo le picaba insoportablemente y que, entonces, lo mejor era arañarse los brazos para que la sangre pudiera salir. Era como si así algo se escurriera. Uno podía hacerse dependiente de esta sensación, porque resultaba un gran alivio y daba mucha paz. Sus brazos, como es fácil imaginar, estaban llenos de cicatrices.

Esta chica soportaba una gran carga. Su madre era depresiva desde hacía muchos años y también ella se provocaba lesiones: «Siempre se hacía cortes en la ducha». A su padre lo había visto por última vez con cuatro años y, desde entonces, era un desconocido. En el transcurso de la terapia fue muy importante para ella reconocer por un lado su proceder como hija de su madre y, al tiempo, experimentar el peso que el padre tenía en ella. Esto, y sobre ello volveré a hablar más adelante en el libro, es común cuando se pone en práctica de forma concreta el trabajo sistémico-fenomenológico con niños y jóvenes. La imagen es por otra parte siempre la misma en todas las chicas: sus madres invariablemente padecían una enfermedad psíquica y, en la mayoría de los casos, ya habían vivido con anterioridad la tendencia a herirse a sí mismas.

Cuando los niños desarrollan una enfermedad o una dependencia se puede deducir que, de alguna manera, es eficaz la frase interior: «Soy igual que tú», y es fácil saber cuál es la continuación: «Querida mamá» o «querido papá».

Psicosis

Acompañados de sus padres también nos llegan jóvenes que son psicóticos. Puesto que yo no soy médico, voy a echar mano por un lado de la imagen de Bert Hellinger que dice: «Una psicosis nunca es la enfermedad de un individuo sólo, sino una enfermedad de todo el sistema». Por otro, quisiera remitirme a Franz Ruppert, en cuyo libro *Verwirrte Seelen* («Mentes perturbadas») se explica detalladamente y de forma completa el sentido oculto de la psicosis. De él procede la frase: «La verdad cura la locura». Estas dos frases son para mí simbólicas para el proceso del trabajo sistémico con las psicosis. Se observa de dónde procede la enfermedad dentro del sistema y se busca la verdadera imagen que se corresponde con la psicosis.

Dentro del sistema se tienen que haber producido experiencias traumáticas que resultan tan insoportables que las personas que las han sufrido tienen que apartarlas para poder continuar viviendo. Los sentimientos que van unidos a estos acontecimientos siguen influyendo en un plano muy profundo e inconsciente durante generaciones. Los acontecimientos que se apartan de esa manera son, por lo general, dramáticos como, por ejemplo, la muerte, las crueldades de una guerra o el incesto.

Se considera que nosotros, los alemanes, en la generación actual aún somos los nietos o los biznietos del nacionalsocialismo. Así, puede ser que un nieto o incluso un biznieto saque estos sentimientos del sistema y los exteriorice en su vida. Se siente culpable, perseguido, objeto de venganza, etc., pero sin estar en realidad relacionado con ello. Así pues se ve en la necesidad de atar estos sentimientos a acontecimientos de su propia vida, de tal manera que tengan algún sentido, pero que presentan una apariencia muy distinta de la de los precedentes reales. Únicamente la energía de los precedentes tiene una fuerza similar. Y así se puede llegar a la confusión y a la locura.

En la tercera parte del libro entraré de lleno en el proceso de trabajo con un joven que había desarrollado una psicosis y que, gracias a la ayuda del trabajo de representación, consiguió salir de la confusión.

Las imágenes internas y su significado

Cuando no se manifiesta claramente a través de una enfermedad o una provocación externa, los padres muchas veces no saben o no se dan cuenta de qué imágenes internas tienen sus hijos, que posiblemente les supone una carga o un impedimento. Se encuentran, pues, ante un enigma: sus hijos van mal en la escuela de golpe o incluso se niegan a acudir a ella. O bien los chicos encuentran en su pubertad «amigos inadecuados» y se les van de las manos por completo. Entonces intento fundamentar con los padres qué «itinerario» interno podrían tener sus hijos.

Pensemos una vez más en el chico que consumía hachís. En este caso estaba claro que su itinerario interno procedía de su padre, aunque no podía conocer las particularidades, porque el padre no estaba presente. Los niños no pueden desarrollar ningún itinerario por sí solos. Siempre proceden del sistema familiar. Cuando los padres comprenden esto y lo observan detenidamente, tienen una buena oportunidad de que las cosas sean más fáciles para sus hijos. De lo contrario, los niños ocultan estos temas con mucho cuidado, incluso a nosotros, los terapeutas, que deberíamos ayudarlos...

En una ocasión vino a la consulta una madre que se ocupaba sola de la educación de su hijo y que se había dirigido a la oficina de protección del menor porque era incapaz de seguir controlando a su hijo de dieciséis años. En la primera conversación me contó que entre su hijo y ella se habían producido escenas terribles con gritos, amenazas violentas, golpes de puertas, etc. y que no sabía qué tenía que hacer. Vivía separada de su marido y, como motivo de la separación, dio el alcoholismo de él. La relación con su ex marido se había desarrollado igual que ahora era la relación con su hijo. En seguida me percaté de cómo se mezclaban ambas historias; la madre no se daba cuenta de lo que era importante para su hijo. Se colocaba frente a él en una posición infantil. Parecía claro que todo aquello era para ella como la continuación de la historia que había vivido con el marido.

El chico se puso en contacto con el padre y todo fue muy bien. Mi colega, que paralelamente se ocupaba del chico, me contó después lo bueno y sensible que se había mostrado el muchacho ante ella. Parecía más adulto que la madre con sus reproches. Cuando en la siguiente conversación le pregunté a la madre qué tal había ido la cita que había tenido con nosotros, ella me contó que su hijo le había dicho después: «¡Mamá, por supuesto que no he contado la situación tan loca de nuestra familia!». Y era verdad; la locura era la traslación que la madre hacía de la historia entre su marido y ella a su hijo.

Esta imagen interna de su hijo le hizo ver la necesidad de dirigirse al ex marido. Ambos vinieron, pues, a la consulta. De esta manera, el muchacho fue capaz de abandonar su conducta extrema.

Ésta era una imagen interna que estaba cercana; pero hay imágenes internas en los niños y los jóvenes que ya no están cercanas, sino que les han llegado a través de sus padres procedentes de generaciones anteriores. Es el caso sobre todo de tabúes, las cosas a las que se ha renunciado o los secretos familiares.

La expresión externa de las imágenes internas

En ocasiones, los niños expresan externamente sus imágenes internas inconscientes de forma dramática. Pensemos en los muchos jóvenes que se unen a organizaciones extremas, como las sectas del diablo, los que se visten totalmente de negro, los punkies, los que se visten con ropas rotas, los que llevan pelos de colores chillones, los radicales de derechas con la cabeza rapada y las botas militares... En mi opinión, el radicalismo de derechas también es consecuencia de un estado mental de confusión o locura. Deberíamos preguntarnos: ¿Estos radicales, de quién son los nietos o los biznietos? ¿Qué ha pasado en sus familias? ¿Qué energía empuja a estos jóvenes?

Cuando se ha experimentado una vez qué acontecimientos están detrás de sus conductas, se puede mirar a los jóvenes de una manera muy distinta. En una ocasión vino a mi consulta una chica que vivía en un grupo de jóvenes vigilado por una asistente. Cuando entró la primera vez con la asistente, tuve que mirarla dos veces: parecía un chico. Aunque tenía una constitución delicada, llevaba cortado el pelo muy corto y usaba una gorra que desde luego no se quitó. Comencé la conversación con ellas sobre si Sina, que tal era su nombre, podría venir a verme regularmente. Ella misma se consideraba necesitada de terapia.

La gorra le servía de protección. Siempre que estaba nerviosa, la subía y la bajaba, ocultando los ojos bajo la visera. Estaba de acuerdo en que también preguntara a su asistente y así fue como le pedí que me diera algunos temas que, en su opinión, convenía trabajar con Sina.

En este punto tenía que cuidarme de no referirme a ella con un «él», porque su aspecto era propiamente el de un chico. La asistente me contó después también que la propia Sina, en ocasiones, no sabía si era chico o chica. Ella lo llamó confusión de sexos. Cuando le pregunté a la muchacha si esto podía ser un tema para nuestras horas de trabajo, inclinó la cabeza en señal de aprobación. Sólo tuvimos contacto visual una vez durante la despedida. Sina volvió a verme, pues deseaba trabajar conmigo.

Sina había vivido mucho a sus quince años, como todos los chicos que viven en grupos de jóvenes vigilados. Me dijo que había vivido con su madre un total de tres años, aunque no de forma continuada; el resto de su vida la había pasado en hospicios. No conocía a su padre. Tenía cuatro hermanos mayores que ella con destinos muy parecidos, que estaban también en hospicios o con familias de acogida. Conocía a tres de ellos; a otro hermano no lo había visto nunca, porque la madre lo había dado en adopción.

En una representación, que enseguida hice con ella con el fin de que pudiera ver y encontrar un orden y saber dónde estaba su lugar, quedó claro que, dentro de la sucesión de hermanos, ella se colocaba en el lugar exacto que ocupaba el hermano adoptado. Además mostró sentirse muy inquieta. Puesto que era la más joven del sistema, ocupaba el último lugar en la sucesión de hermanos. Cuando se vio en esa posición, se tranquilizó y pudo ver hasta qué punto se había identificado con este hermano.

Esta imagen surtió su efecto. Unas cuantas conversaciones después, Sina apareció con una minifalda vaquera, un top cortito y sin gorra y además ¡se había enamorado! Su aspecto era claramente femenino... De esta manera pude trabajar con ella los temas propios de la pubertad de los jóvenes.

Otro ejemplo: la oficina de protección del menor me mandó a una madre y a su hija de catorce años, de la que aquélla se ocupaba sola, sin participación del padre. La chica, Nele, era una *punkie* en el sentido más estricto de la palabra: pelo teñido de colores chillones, medias agujereadas con botas por encima, falda corta y una camiseta con el mensaje impreso de «privar, privar, privar», a lo que había que añadir, desde luego, la inevitable rata doméstica...

La madre contó que su hija había sido una chica muy normal hasta hacía medio año, cariñosa, discreta y con buenas notas en el colegio. La madre era incapaz de ver ningún punto que hubiera dado lugar al cambio experimentado por la muchacha. Únicamente tenía la fantasía de que Nele había tomado contacto con la gente inadecuada y de que se había dejado influir por ella. Mencionó a una amiga de Nele, que le preocupaba mucho, porque había recibido tratamiento psicológico y parecía un poco loca. Tras cada contacto con ella, Nele siempre aparecía muy confusa y se comportaba de forma agresiva. Pero, de ninguna manera, su hija mostraba una afinidad con «la gente loca». Apenas iba a la escuela. Se pasaba casi todo el tiempo vagando por ahí con otros *punkies*, bebiendo y mendigando. Y un día se presentó bebida en casa.

Nele vivía sola con su madre; sabía quién era su padre, pero no tenía ningún contacto con él. En las conversaciones que tenían lugar cada semana con mi colega, la chica se mostró como una persona inteligente y con mucho interés. Aún sabía con exactitud cuándo había dejado de ir a la escuela y se había dedicado a ir por ahí de un lado para otro, aunque en realidad a ella la escuela le gustaba mucho, según dijo. Dicho momento lo describió como una niebla que la confundía y no la dejaba ver con claridad. Entonces fue cuando cayó en un agujero, en un vacío. Empezó a beber y a desviarse, influida por el comportamiento de sus compañeros de la calle; así fue como comenzó también a pedir y a apostar sobre quién iba a darle dinero y quién, no.

En las conversaciones no apareció ningún tema que fuera tabú para Nele y mostró una gran confianza frente a mi colega. Luchó por comprender dónde podía tener su origen la confusión que le afectaba. Al cabo de un corto tiempo creyó haber podido dar el salto y salir de la escena *punkie*, también dejar el alcohol. No quería volver a todo ello, como ella misma lo formuló. También consiguió plantearse unas metas precisas en lo que a la escuela y al futuro se refería. Lo que no dejó de lado era su apariencia *punkie*. Pero, al mismo tiempo, presentaba una apariencia limpia y cuidada –rara vez había visto yo una combinación tan curiosa.

La madre sólo trabajaba conmigo en fases. Entre otras, realizamos una representación de la familia (sin Nele) para buscarle un buen lugar a su hija. Allí se hizo patente que Nele guardaba algo para sí que la madre no podía identificar. En general, la madre parecía no tener fuerzas, mientras que la hija, por así decirlo, rebosaba de energía, incluso con aquellos colores chillones.

Para encontrar una imagen para la confusión que a veces aparecía también en las conversaciones, mi colega me pidió que hiciera una representación incluyendo a Nele. En ella se vio claro que, para la chica, era un buen lugar el situado entre sus dos hermanastros, sobre todo junto al hermano mayor. Pero Nele no conocía ni al hermano ni a la hermana. Ambos procedían del primer matrimonio del padre con una mujer que estaba enferma psíquicamente y que acabó en un psiquiátrico. En la representación se mostró una identificación de Nele con esta mujer, a la que se sentía muy ligada. Cuando Nele comprendió esto, se quedó muy aliviada y lo vio todo claro de golpe. Vio de dónde procedía la locura. Después de la representación volvió a insistir en lo fuerte que se sentía gracias a la imagen de los hermanos y que estaba pensando en conocerlos. Lo de la locura se lo dejaba a la primera mujer del padre. Se marchó a casa feliz y llena de esperanza.

Poco después de esta representación tuve de nuevo una conversación con su madre. El tema era que ella podía serle de mucha utilidad a Nele si se ponía en contacto con el padre y le pedía la dirección de los dos hermanastros y le preguntaba cómo podían establecer un contacto los tres. La madre se quedó muy sorprendida ante los acontecimientos desarrollados en la representación de su hija, pero aceptó ponerse en contacto con el padre. Lo interesante era que Nele le había hablado a ella con todo detalle del padre y los hermanos, pero había ocultado expresamente todo lo relativo a la primera mujer del padre. Cuando yo le di más tarde esta información, se quedó muy sorprendida y me di cuenta de que, en realidad, no admitía esta imagen. La hija debía saber todo esto de forma intuitiva.

En la siguiente conversación con mi colega, Nele recalcó lo bien que le había ido con la representación. Se sentía mucho más en la tierra y ya no había nada extraño que la gobernara. Relucía.

Unos días después llamó la madre y nos contó que Nele había tenido una recaída. Había vuelto a beber, a pasar fuera de casa algunas noches y de nuevo faltaba a la escuela con frecuencia. ¿Qué había pasado? La madre había hablado por teléfono con el padre para comentarle el deseo de Nele de conocer a sus hermanos y pedirle la dirección de éstos. El padre perdió los papeles, como ella misma dijo, y no dio su consentimiento. Evidentemente, la hermana no sabía nada de la existencia de Nele y él no quería que esta situación cambiara. La madre le contó a Nele lo que había pasado aún muy alterada por la conversación telefónica. Cuando la chica apareció en la consulta en la siguiente ocasión, contó que, tras esta conversación con su madre, el mundo se le había caído encima. Había tenido la impresión de que tenía que mostrar comprensión por la excitación de su madre. Esto había sido demasiado para ella y había vuelto a beber. No obstante, los estados de locura no se habían vuelto repetir.

Quiero anticipar que eso continúa siendo así. Nele se sintió, comprensiblemente, decepcionada y abandonada por sus padres. Así fue como se sintió durante los dos meses siguientes, que coincidieron casi por completo con las vacaciones escolares de verano. Se dedicó a ir de festival en festival junto con su familia de *punkies* y a no aparecer casi por casa. Para mí no fue ninguna sorpresa que Nele, tras los acontecimientos ocurridos, volviera a su familia sustitutiva. En su verdadera familia no había nada para ella. La madre se contentó con el intento y se echó atrás. El padre no tenía la intención de desestabilizar nada, ni le preocupaba lo más mínimo la desestabilización en que vivía su hija pequeña. Ambos reaccionaron de manera no adulta y sin mostrar la responsabilidad propia de unos padres. Nele entendió la actitud de la madre con el mensaje de «Para mí esto no es tan importante como para seguir intentándolo». El mensaje del padre era: «Tú me importas menos que tu hermanastra».

Al cabo de dos meses, Nele volvió a acudir a una cita con mi colega. Había decidido salir adelante con su ayuda. Y así fue como consiguió el teléfono de su padre y se puso en contacto con él para averiguar qué podía hacer. La primera gran decepción había sido superada y Nele explicó que había salido de esta crisis reforzada, ¡como un adulto!

El reconocimiento del amor sistémico

Frecuentemente existe en las familias esta alianza inconsciente que hace difícil la vida sobre todo a los niños, como sucede en el ejemplo de Nele con el lazo que la unía a la primera mujer del padre. Si dicha alianza se hace visible, los niños se ven liberados de esta identificación y pueden utilizar sus capacidades para su propia vida y su propio futuro.

Cuando los niños y los jóvenes experimentan esto a través de su propia representación, se da una diferencia respecto a las representaciones de los adultos: las de los niños y jóvenes se desarrollan sin dramatismo de ningún tipo. Se necesitan muchos menos detalles, los chicos entienden mucho más rápido y directo y también se identifican totalmente con imágenes sencillas y enérgicas. Toda una diferencia respecto a los adultos, que muchas veces no llegan a la comprensión hasta después de haberse hecho una representación. En ocasiones, necesitan haber experimentado un largo proceso antes de que su mente sea capaz de encontrar la imagen que se corresponde con ellos. ¡Nada que ver con los chicos! En estos últimos, las imágenes están presentes y se aceptan directamente. En muchas ocasiones, con una tranquilidad que a mí, al principio, me desconcierta un poco, porque no siempre sé exactamente cómo se lo van a tomar los chicos. Pero, por las conversaciones posteriores, puedo deducir que han entendido todo al cien por cien y que han colaborado. ¡Una magnífica base para un posterior acompañamiento terapéutico! Y, así mismo, en el caso de los niños, las nuevas imágenes, que han encontrado gracias a la representación, han surtido su efecto en el sistema.

Pensemos una vez más en Sina, la chica del grupo de jóvenes que viven vigilados por un asistente, y que exteriormente tenía el aspecto de un muchacho: ¡dos meses después de su representación apareció de improvisto con su madre en mi consulta! Hasta entonces, la madre siempre había evitado tales invitaciones terapéuticas y de asesoría; incluso tampoco había habido ninguna colaboración con el asistente del grupo de convivencia. Pero, en ese momento, la madre se encontraba sentada a la mesa con Sina y me contaba datos clave de su vida que se correspondían exactamente con las experiencias vitales que había vivido Sina; también la madre había vivido en hospicios, tuvo un padre desconocido, intentó suicidarse siendo aún muy joven, etc. Sina estaba sentada junto a ella con la boca abierta y pude darme cuenta de que iba identificándose con su madre y cómo, en ese momento, se sentía hija de su madre al cien por cien.

Nuevamente se me vino a la memoria lo arrogante que es el comportamiento de algunos asistentes de grupos vigilados y de colaboradores de la oficina de protección del menor frente a destinos como el comentado más arriba. Y cómo, por otro lado, de forma inconsciente, se hace todo lo posible para que los chicos lo experimenten precisamente de esa manera. Una paradoja sobre la que he reflexionado con bastante frecuencia.

Cuando los niños desean morir

Cuando los niños tienen deseos de morir es frecuente que la tendencia a la muerte ya existiera antes en la familia, en la mayoría de los casos en alguno de los padres. En ese caso, los niños se dicen a sí mismos inconscientemente: «Mejor me voy yo que tú, querida mamá o querido papá». Es más extraño encontrar una reacción directa a un acontecimiento familiar que se dé en la familia.

Así, por ejemplo, tuve una vez en mi consulta a un niño de siete años que se exponía de continuo a situaciones peligrosas. El desencadenante de estas acciones era la repentina muerte de su madre hacía un año. Al principio parecía que el chico había sido capaz de enfrentarse a la situación muy bien y con mucha fuerza, pero al cabo de un tiempo estaba claro que buscaba continuamente situaciones en las que verse expuesto al peligro. Al final acabó incluso por sentarse en medio de un calle para que lo atropellara un coche. Quería irse con su madre. Así me lo contó. La única solución para él era que su madre volviera con él. Y eso sólo podía ocurrir a través del padre. Éste podía, por un lado, reflejar una y otra vez para el niño algunas características de su mujer muerta. Por otro lado podía contar historias referentes a las situaciones diarias y transmitir así cómo habría sido el comportamiento de la madre en una determinada situación, qué le habría gustado, de qué se habría reído, etc. De esta forma, la madre estaría presente de nuevo en el sistema y el niño podría estar de alguna manera en contacto con ella. Dejaría de ser necesario el hecho de ponerse en peligro continuamente. Este proceso fue beneficioso y efectivo tanto para el padre como para el hijo.

En este caso era claramente reconocible el desencadenante del problema: la muerte de la madre. Pero los chicos que vienen a nuestra consulta, y que de verdad corren el peligro de suicidarse, están siempre atados sistémicamente. Es decir, siguen una película interna cuyos guionista y director no conocen. La única cosa que a la larga puede ayudarles a salir del peligro es revelar los lazos sistémicos. El joven es el primero que ha de reconocerlos para después ser capaz de decidirse por continuar viviendo conscientemente. Esto deja claro también por qué incluso las estancias en psiquiátricos no suponen verdaderamente una solución útil y efectiva si no contemplan este punto. A nuestra consulta han acudido jóvenes que habían estado sometidos a experiencias psiquiátricas, al igual que jóvenes a cuyos padres nosotros mismos tuvimos que aconsejar una hospitalización para asegurar la vida de sus hijos. En cualesquiera de los casos, si nos preguntamos por las historias que están en el fondo del problema, podemos ver claramente los hilos sistémicos.

La generación saltada

Cuando los niños soportan una carga especialmente pesada y los padres acuden a nosotros sin saber qué hacer, es como si el destino se hubiera saltado una generación. Es decir, los lazos sistémicos, de los que he hablado antes, alcanzan incluso a la generación de los abuelos de los niños. Si es aquí donde se vivieron unos acontecimientos dramáticos, como por ejemplo una guerra, una huida, la expulsión del hogar, sus hijos (los padres de los niños con los que nosotros tratamos) parecen compartir el peso de su carga, aunque de tal manera que aquéllos no lo reconocen. Guardan cuidadosamente el destino y dicen internamente: «Queridos padres, yo os ayudo a llevar este pesado destino, pero de tal manera que no lo veáis reflejado en mí y os tengáis que proteger del dolor».

No hay que olvidar que, para estos abuelos, el único motivo que los movía a continuar viviendo, después de acontecimientos tan traumáticos como los experimentados por ellos, era sus hijos. Muchas veces no podían darles mucho más a sus hijos que la vida; no tenían fuerza para más. Puesto que este reparto del destino no es por lo general algo consciente en los adultos, tampoco se muestra en ellos como algo dramático. La carga no recibe un rostro hasta la generación de los propios hijos.

Una observación que hago siempre en las representaciones es que los abuelos, a causa de su destino, se endurecen y no están en condiciones de observar a sus hijos ni las necesidades insatisfechas de éstos. Pero llega la generación de los nietos, y se hacen blandos y condescendientes frente a ellos. Se produce entonces una bendición por su parte y el flujo de la vida interrumpido empieza de nuevo a fluir.

El salto del pasado al presente

Una vez experimenté lo fuerte que puede ser un flujo así cuando una madre me preguntó si a la representación planeada para y con su hija de 15 años, que sufría una fuerte sobrecarga psíquica, podía asistir también su abuela de 98 años de edad, o sea, la bisabuela. Esta última estaba interesada, pero la madre no estaba segura de si ella, la bisabuela, podría soportar el proceso de la representación con todo lo que quizá podía pasar en él. Yo tampoco estaba muy segura, pero me aferré a la experiencia que tenía hasta entonces de lo beneficioso que había resultado que otros miembros de la familia asistieran a la representación. ¿Así es que por qué no la bisabuela en este caso? Contando además con sus 98 años de vida y todo lo bueno y lo malo que puede haber en ella. ¡Quién mejor que ella podría entender lo que se viera en la representación!

Y hubo una secuencia en la representación en la que la bisabuela se levantó con ayuda de su bastón y mostró un profundo amor por su primer marido que había caído en la guerra. De aquel amor nació una niña, la abuela de la chica que tratábamos. También el segundo marido de la bisabuela murió pronto y se quedó sola en el mundo. Siguió enfrentándose a la vida y consiguió sacar adelante a su hija. Esta hija siguió el destino de su madre y tuvo marido durante un corto tiempo, criando ella sola también a su hija, la madre de la muchacha en tratamiento. Esta madre igualmente siguió el mismo destino y tras la separación de su marido, también educó ella sola a su hija. Esta última necesitaba a su padre para ser capaz de hallar su identificación, pero a la vista de la cadena de destinos de su familia, no se atrevía a exigir su presencia.

Pero cuando en la representación recibió la señal de que estaba bien orientarse hacia el padre, por primera vez esta chica, siempre con la cara pálida y la ropa de color negro, se puso roja y sus ojos, perdiendo esa especie de niebla que los cubría, brillaron. Necesitaba el permiso del pasado para ser capaz de aclararse en su presente, y esto precisamente lo pudo leer en los ojos bondadosos de su bisabuela. ¡Qué imagen más poderosa! Ahí hubo algo que recuperó su orden, y además lo hizo para todos los participantes. Eso fue evidente.

Parte II

El trabajo sistémico con niños y jóvenes

La importancia del orden familiar para los niños y los jóvenes

Las constelaciones familiares son efectivas y desarrollan su fuerza a través de la imagen interna modificada que se origina en ellas. Es posible hacer que los niños y los jóvenes experimenten esta fuerza efectiva, utilizando elementos del trabajo de representación directa e indirectamente. Para trabajar la fenomenología sistémica, no es preciso hacerlo necesariamente con representaciones. Primero se trata de ver qué es lo que se puede sacar del sistema y qué es útil. Sobre todo si se está tratando con niños.

En el práctica se ha podido ver que incluso los niños más pequeños están en condiciones, por ejemplo, de comprender órdenes correctamente dispuestas. Esto se puede observar en los efectos obtenidos: incluso aunque este proceso se dé de manera inconsciente y sólo aparezca durante un breve espacio de tiempo, el niño podrá experimentar un espacio o lugar interior beneficioso, que surte su efecto de forma duradera y que se puede utilizar como fuente. Existen diferentes posibilidades de hacerle ofertas al niño en el plano inconsciente, sea de manera verbal o simbólica.

En el caso de los jóvenes, a partir de una determinada edad, que varía dependiendo de la madurez del joven en cuestión, también se puede trabajar con representaciones directas. Para ello es condición previa conocer las relaciones fenomenológico-sistémicas y los órdenes de la familia, así como determinadas dinámicas y órdenes básicos. Así es como se pueden extraer una gran cantidad de ideas para el propio contexto de trabajo y llevarlas a la práctica.

Quisiera, pues, presentar en breve los aspectos primordiales en lo que a los niños respecta.

«Yo soy mayor y tú, pequeño»

Muchos niños no tienen ninguna conciencia de que son precisamente eso, niños. Se sienten igual que los adultos y así es como se presentan y se comportan. Esto se traduce en que algunos niños pequeños, dada su gran energía, hagan desesperar a sus padres. Pero esta situación requiere siempre que los padres, en ciertos planos, muestren unos lazos infantiles y sean incapaces de orientar a sus hijos con contundencia.

Los niños se sienten aliviados cuando se les hace ver que no son otra cosa que «niños». En las representaciones de los adultos es también un paso adelante importante que los niños puedan capitular y decirles a sus padres: «Yo soy sólo un niño». Sólo en este momento son conscientes de lo duro y excesivo que ha sido para ellos compartir la carga de los padres. Igualmente es un alivio para el niño capitular ante los padres, darse cuenta y decir: «Yo soy pequeño; yo soy el niño; se decide por mí». Gracias a esta orientación básica se liberan las fuerzas que los niños necesitan para su propio desarrollo. Y es así como crecen con la clara imagen del orden. Así pues, se puede trabajar muy bien con los niños, fuera de las representaciones, con las frases: «Yo soy el mayor; tú eres el pequeño». «Los mayores son los que dicen qué hay que hacer.» «Eso no es asunto tuyo; tú sólo eres un niño», etc.

Con toda seguridad, todo aquel que trabaje con niños encontrará una frase llena de fuerza para la correspondiente situación, si se tiene el conocimiento básico en lo que a sus efectos se refiere. Para los niños que se sienten «mayores» de forma inadecuada y durante mucho tiempo, será necesario reforzar estas frases con la expresión corporal, a ser posible colocándose frente a ellos y entrando en contacto directo con ellos.

«Todos los niños tienen un padre y una madre»

Aunque ésta es una apreciación clara en la vida, muchos niños en nuestra sociedad no poseen ninguna imagen interna de que ellos tienen dos padres (y, de esta manera, dos partes dentro de ellos mismos). Cuando es evidente que uno de los padres deja de estar presente ante el niño, lo primero que comprobamos es si el padre que permanece permite a los niños abrir el acceso a la parte no presente. Cuando se le deja claro que, de lo contrario, sus hijos tendrán que cargar con la parte que en realidad pertenece al padre no presente, muchos padres cambian de actitud y se enfrentan a su historia. En la mayoría de los casos, el trabajo con los niños tiene éxito.

Por ejemplo, muchas madres que educan solas a sus hijos con el derecho único de custodia no son conscientes de las consecuencias que conlleva el hecho de que el padre no esté presente. En un buen número de casos reciben la factura cuando sus hijos llegan a la pubertad, momento en que comienza la nueva orientación de los jóvenes y empiezan a ocuparse del propio sexo. Entonces suele aparecer inconscientemente el conflicto interno con el padre no presente.

Y, por ejemplo, muchos jóvenes explotan, convirtiendo la vida de la madre en un infierno y no aceptando ningún límite más.

En esta edad es frecuente que existan grupos de jóvenes que viven bajo el cuidado de un asistente del estado. Éstos representan prácticamente a los padres y son ellos los que tienen que captar la búsqueda que los chicos hacen de aquello que les falta (con frecuencia también enfrentarse a sus dependencias).

Muchos jóvenes, igual da que sean chicos o chicas, me han confesado en nuestras conversaciones que, en realidad, ellos se sienten distintos a los demás y que tienen la sensación de que les falta algo. A lo que yo siempre contesto amablemente: «Sí, claro que te falta algo: el padre/la madre». Muchas veces presentan objeciones, incluso de carácter drástico como: «Mi padre es un hijo de puta, un borracho, un vago, que abandonó a mi madre (de ella no suelen hablar), que nunca me ha mantenido», etc. Pero yo continúo con mi conversación amistosa y penetrante y le incito a tener una y otra vez pensamientos y reflexiones sobre el padre que falta (digo cosas como «me pregunto hasta qué punto te pareces físicamente a tu padre/a tu madre...», «... lo vería igual tu padre o tu madre...»). Esta «parcialidad» por mi parte le hace tanto bien al joven que la conversación pasa a ser seria con relativa rapidez y surge así la posibilidad de realizar un trabajo conjunto muy potente e importante.

El orden de sucesión de los hermanos

En muchas ocasiones, durante las horas de terapia con niños que son hermanos se hace evidente un orden trastocado. Así, quizá es el más pequeño el que más importancia tiene y, consecuentemente, el que tiene más poder. Y es posible que el mayor sea siempre el que se reprima y retraiga y permita que sus hermanos se salgan con la suya en todo momento. Es en estos casos en los que, durante las horas de terapia, trabajamos con los niños en el orden de sucesión establecido, de arriba abajo, para dejárselo claro a los chicos y lo hacemos, por ejemplo, de forma verbal: «Primero está tu hermano en el orden de sucesión; tú eres el pequeño», o «Tu hermana puede hacer eso muy bien, al fin y al cabo es mayor que tú…», o «Tus dos hermanos se encargan de eso; tú eres el más pequeño y no hay necesidad de que te canses» o cualquier otra cosa que cuadre bien en la situación creada. Si se tiene presente la dinámica de base, se le ocurrirán a uno montones de frases adecuadas al momento.

El orden de sucesión «correcto», entendido como una imagen de la representación de la familia, significa colocar frente a los padres, y en el sentido de las agujas del reloj, primero al mayor, después al que le sigue en edad y así sucesivamente. De este orden se deduce que aquel que está frente a los padres es el que primero tiene adquiridos sus derechos. La concesión se hace de arriba abajo. Eso significa que los más mayores conceden sus derechos a los más pequeños, o sea, los pequeños sólo los pueden tomar de arriba. Los medianos reciben de arriba y conceden hacia abajo. Los más pequeños únicamente necesitan tomar de arriba. Una buena imagen de esto es el agua que fluye de arriba abajo; jamás sube por la montaña. Evidentemente, los mayores toman sus derechos de los padres. Cuando los padres entienden esto, pueden renunciar sin problema a la idea de que hay que conceder exactamente los mismos derechos a todos los hijos.

La idea de trabajar con los niños de acuerdo a estas frases se ha desarrollado a partir de las constelaciones familiares, donde una y otra vez se puede ver lo importante que es que los hermanos disfruten unos al lado de los otros, mientras antes quizá estaban demasiado junto a uno de los padres, posición en la que resultaban absorbidos completamente por sus problemas. Ahora, el hermano mayor puede mirar con cariño a su hermana pequeña y decirle: «Yo soy tu hermano mayor». Y la hermana mira a su hermano y le dice: «Y yo soy tu hermana pequeña». Estas frases tan sencillas y a la vez tan esenciales suelen resolver mucho.

Cuando los niños todavía son muy pequeños se puede confiar en el efecto que se produce cuando se les pone en contacto con el orden de sucesión correcto a base de juegos; por ejemplo, haciéndoles sentar en el orden correcto unos junto a otros. O mandándoles hacer algo en concreto en el orden debido. O cualquier otra idea que se nos ocurra. Si nosotros, los adultos, tenemos estas ideas en la cabeza y les transmitimos esta postura, los niños lo aprenden.

Los padres reciben ayuda acerca de cómo pueden representar el principio del orden de sucesión de los niños en la vida diaria. O bien pueden observar de vez en cuando las horas de terapia, con lo que se suele uno ahorrar muchas aclaraciones, o se les da consejos concretos. Por ejemplo, los padres pueden dar fuerza a los mayores cuando han asimilado el pensamiento básico de que el hijo mayor tiene los derechos más antiguos, sencillamente, porque lleva más tiempo en la vida. Los padres pueden buscar entonces señales adecuadas procedentes de su ambiente, de su contexto; por ejemplo, que el chico mayor puede salir más tiempo, manifestándose claramente que esto es porque es el mayor. O que este niño tiene permitido algo que, sin embargo, no tienen permitido los más pequeños, precisamente porque son pequeños, etc. Seguro que a los padres se les ocurre qué decir. Lo importante es exigir a los niños que respeten los niveles. Con frecuencia, los padres intentan tratar a los hijos igual y se sorprenden de que sus hijos se peleen entre sí mucho más de lo normal.

Si los niños siguen padeciendo sobrecarga, es porque los padres no tienen presentes a hermanos muertos, alejados o abortados. Pero los niños vivos dejan inconscientemente un lugar libre para los no presentes y permanecen en una especie de choque hasta que los padres otorgan su lugar a los niños muertos.

Los padres tienen que estar frente a los hijos

Los niños necesitan una cierta distancia respecto de los padres para poder seguir su propio desarrollo. Los padres deberían mostrar claramente a sus hijos qué tanto por ciento de ellos tienen. Éste es, desde luego, un proceso inconsciente, porque los niños, hasta una determinada edad, no piensan en esto. Sólo una vez llegada la prepubertad o la pubertad se empieza a reforzar la búsqueda del «yo».

Sin embargo, en este punto vital hay muchos procesos en la mente que son orientadores del desarrollo de los niños. ¡Los valores culturales y educativos básicos están ya asentados a la edad de más o menos siete años! Así pues, está de sobra la ilusión de que a un joven se le puede cambiar en lo esencial a base de medidas educativas. En la fase de la pubertad cambia la orientación de los chicos y las chicas, girando hacia su propio sexo, o sea, para las chicas la persona es importante es la madre y para los chicos, el padre. Se trata sólo de un conflicto de especificación del sexo.

Hasta esta edad, los niños necesitan imágenes de la vida cotidiana que les rodea. Un fenómeno constatado con frecuencia en las familias con niños cuyos padres viven separados, es que los niños no consiguen ver a ambos padres como una unidad de cara a ellos mismos. Incluso aunque los padres convengan que ambas partes han de estar al lado del niño y exteriormente lo cumplan con las visitas, los niños no consiguen ver a ambos al mismo tiempo, porque en su interior tienen la imagen de que siempre han tenido que decidirse por uno u otro. Siempre se orientan hacia aquel con el que tienen relación en ese momento, y se sienten totalmente sobrepasados cuando se encuentran con los dos padres ante sí.

Observé este fenómeno de forma consciente en una ocasión en que tuve en la consulta, durante un largo tiempo, a una pareja con dos niños que vivía separada. Tenían custodia compartida y una regla en su relación por la que los niños vivían con la madre y, un día a la semana y un fin de semana de cada quince días, los niños debían pernoctar con el padre. El padre se había dirigido al centro de asesoramiento al menor, porque la comunicación entre él y la madre se iba haciendo cada vez más difícil. El traspaso de los niños no era para nada amistoso y, en muchas ocasiones, aquéllos se le enfrentaban. El encuentro de los padres se evitaba en todo momento. No había apenas comunicación sobre las necesidades de los niños, o en todo caso por vía telefónica, acabando la mayoría de las veces en bronca. Los padres se preocupaban por si este ambiente pudiera dañar a sus hijos a largo plazo. Así pues se sentaron ante mí, dispuestos a entrar juntos en un proceso conjunto con mi ayuda.

La niña, de nueve años, y el niño, de cinco, me mostraron en la hora de consulta a ellos dedicada la siguiente imagen: tenían problemas para entrar en contacto con los adultos. También resultaba difícil mirarlos a los ojos y que ellos te miraran. Jugaban el uno con el otro y parecía que ya no percibían el mundo que les rodeaba. De esta forma resultaba difícil que aceptaran mis estímulos y, todavía menos probable, que los transformaran. El hermano se orientaba cien por cien hacia su hermana, que reafirmaba la estructura. Estaba claro el esfuerzo que les suponía el proceso y eso que, para los niños, no era más que puro juego. No eran desagradables conmigo, pero me daba cuenta de que no eran capaces de otra cosa.

Cuando hablé con los padres de aquella hora de terapia, me confirmaron primero que «a los niños les gustaba jugar juntos y que no necesitaban a nadie más». En realidad no era que cada uno en sí mismo tuviera problemas con los demás niños. Yo les expliqué el hecho de que así no era posible que ninguno de los niños se desarrollara bien. La niña no lo haría, porque vivía la continúa exigencia de dar apoyo y sostén a su hermano; tampoco el niño, porque a la larga intentaría apoyarse en su hermana, y esto, dada la diferencia de edad, no siempre iba a ser posible. Les presenté a los padres la imagen de que sus hijos eran como Hansel y Gretel, que con las manos cogidas intentaban encontrar el camino a casa en pleno bosque. Los padres se quedaron muy afectados.

Acordamos los siguientes tres pasos: tenía que haber primero una hora con la madre y los niños y después otra con los niños y el padre; para acabar, una conjunta de padre, madre y niños. En las tres horas quería observar muy de cerca la dinámica que se desarrollaría y después discutirla con los padres.

En la hora con la madre y los niños quedó claro que el orden «yo soy mayor y vosotros sois pequeños» no era algo reconocible por los niños. La madre contemplaba el juego de sus hijos con timidez. Percibí en el comportamiento de los niños que ella no podía hacer otra cosa; pasaban por encima de ella y reaccionaban de mala manera cuando, a causa de mi estímulo, la madre intentaba entrar en el juego. En la conversación posterior con la madre, el tema fue cómo podía enfrentarse a sus hijos con el poder que ella tenía como adulto.

En la hora con el padre y los niños, la imagen era distinta, pero el efecto era parecido: el padre entró en el juego con sus hijos desde un principio y los niños también participaron con el padre, pero él jugaba como ellos, como si fuera un tercer niño. No había nada en lo que se le pudiera reconocer que era un adulto. No aportaba ninguna directriz y permitía que sus hijos lo trataran como a otro niño. Lo dicho: en lo que se refiere al efecto en los niños no había ninguna diferencia esencial frente al comportamiento de la madre, aunque la imagen externa mostraba por primera vez dos divergencias. En ambos casos, los chicos no tenían ninguna orientación. También hablé al respecto con el padre.

Después vino la hora de los dos padres con los hijos, en la que yo me quedé al margen totalmente. Los niños volvían a jugar ellos solos, para sí mismos; los padres no sabían cómo introducir nada en dicho juego y la tensión entre los dos era clara. Cuanto más tiempo se podía sentir la tensión, con más intensidad entraban los niños en contacto el uno con el otro; jugaban, por así decirlo, como «desesperados» el uno con el otro. ¡No se atrevían ni a mirar a sus padres! Los dos niños empezaron a cansarse de jugar. Yo inicié juegos nuevos (compras, conducir un autobús, representar animales, etc.), empecé a jugar con ellos y al poco tiempo me salí del juego. Rápidamente, los niños determinaron cómo debían continuarlo y, de tal manera, que se volvieron a apartar de los padres y se fueron a otro rincón de la sala para seguir solos. Todo esto ocurría de forma inconsciente.

En consecuencia tomé la dirección de la consulta y me orienté al trabajo sistémico. Primero les pedí a todos los participantes que se sentaran. ¡Los niños se sentaron delante de mí y los padres detrás! Durante un momento tuve la sensación de estar con cuatro niños en aquella sala. Así pues, les pedí a los padres que se sentaran junto a mí, para que pudieran tener de frente a sus hijos. Hice que el padre se sentara junto a la madre, a su derecha, y los niños se sentaron en el orden correcto de sucesión frente a ellos: primero la chica y después, el chico. A continuación propuse que entre todos construyéramos una cueva en la que ellos y sus padres se podían preparar una cama. Les di suficiente material para hacerlo y dejé que padres e hijos construyeran juntos algo parecido a una tienda de campaña. A los niños, que una y otra vez querían dejar el juego, los mandé consecuentemente al interior de la cueva. Allí estaban sus padres ocupados en preparar la cama. Los niños les ayudaron sólo porque yo hice la indicación pertinente.

Así, gracias a la cueva y a mi ayuda, se formó una frontera que impedía que se apartaran, creándose un ambiente de mayor proximidad. Pero me di cuenta de cuánta energía les costaba hacer esto a cada uno. Poco a poco se consiguió. Cuando todos estábamos sentados a la mesa imaginaria de una cocina imaginaria, otra vez en el orden correcto, me senté un momento junto a la niña. Sentí cómo ésta tenía que luchar consigo misma, sentía un pánico horrendo. Miraba alternativamente a sus padres, una y otra vez, y se ponía nerviosa. Cuando le hablé, me miró con los ojos llameantes. Percibí en ese instante una energía que sólo conocía hasta entonces en adultos que eran enfermos psicóticos. Me resultó claro, de repente, que esta niña no era capaz de unir interiormente al padre y a la madre; no tenía esta imagen interna. Éste era un fenómeno que ya conocía de otras familias. Así pues, les dije que había llegado la noche y había que irse a la cama.

Se percibía en los padres que, a través de este juego, estaban retrocediendo interiormente a la época en la que todavía se relacionaban de manera amistosa el uno con el otro. Se los veía muy vitales y se sonreían. Como los adolescentes, pensé yo. Para los niños también este ambiente era un alivio; así pues, se podía ir preparando poco a poco el final del juego.

Los niños querían jugar conmigo al juego del dispositivo de alarma, que consiste en que yo me coloco en la puerta con los ojos cerrados y los niños tienen que intentar pasar por delante de mí sin tocarme para nada, o de lo contrario emito un sonido como una sirena, parecido a una alarma. También se dio el mismo fenómeno: para otros niños habría sido lo más divertido y lo mejor del mundo el ver cómo pasan sus padres. Sin embargo, ellos pasaron por el dispositivo de alarma y de inmediato empezaron a cambiarse de ropa en la zona de espera, sin mirar ni una sola vez cómo acabábamos el juego sus padres y yo. Nunca había experimentado algo tan extraño. ¡Los niños debían sentirse como si no tuvieran padres!

Cuando en la siguiente conversación traté este aspecto con los padres, se asustaron mucho, sobre todo a consecuencia de la imagen disgregadora de su hija. Les comenté que, para sus hijos, lo más importante era verlos a los dos juntos como padres, y además verlos contentos, sin disputas. ¿Serían capaces de conseguirlo? Los dos estaban dispuestos a intentarlo. Además, los dos estaban de acuerdo y tenían muy claro que sus diferencias no procedían del plano de la paternidad, sino del plano de la pareja.

La imagen de la hija los había afectado tan eficazmente que pusieron todo su empeño en que sus hijos pudieran disfrutar de sus padres juntos de nuevo. Desde ese momento, ya era posible que el padre se quedará un rato en casa de la madre a tomar café cuando iba a recoger a los niños, o que de vez en cuando hicieran algo o fueran a algún sitio como una familia. Según me contaron, tuvieron un cuidado muy especial en que se respetara el orden. ¡Esto también era para ellos una orientación importante! Fue una ayuda que ninguno de los dos tuviera una nueva pareja; si no, quizá todo hubiera resultado bastante más difícil. Para la mente de los niños, esta nueva situación fue muy beneficiosa... ¡Por fin otra vez todos juntos!

Los padres representaron de nuevo su historia conjunta en un seminario de representación, en el que se puso de manifiesto que a ambos también les había faltado uno de los padres en su infancia.

La hora de los padres y los hijos

Tal como se ha descrito, la hora de consulta conjunta dedicada a los hijos y los padres es una buena ocasión para observar dónde está alterado el orden del sistema. Yo utilizo esta forma de trabajo tan concreto con propósitos de diagnóstico, porque la manera en la que los niños reaccionan ante sus padres o en la que los miembros de la familia actúan entre sí, muchas veces, es más instructiva que cuando se intenta comprender la situación con los adultos en el plano oral, a través de la conversación. Es importante entrar en esta consulta con una postura libre de todo propósito o intención, igual que se hace en una representación de la familia. Hay que aceptar el «riesgo» de que quizá no se saque nada en claro. De lo contrario, se puede estar ligado en parte a los propios miedos y tensiones que ocasiona la presión de tener que «encontrar» algo por necesidad. Entonces posiblemente le salen a uno al encuentro las finas señales que irradia la mente.

Se puede observar lo cerca que está la madre o el padre del niño; lo unidos que están los padres; si los chicos son capaces de mirar libremente a sus padres; si pueden mirar sin problema a una de las partes. Se puede leer en los rostros de los adultos si éstos perciben a sus hijos como niños o si, por ejemplo, para ellos son una carga, una molestia, una decepción, una desgracia, etc. Si son capaces de ofrecerles una buena orientación o si son ellos mismos los que la necesitan. Se puede ver si existen coaliciones: frecuentemente, uno de los niños está más cercano a uno de los padres, mientras el otro está más cerca de la otra parte. Esto significa también, al tiempo, que los hermanos tampoco se llevan bien.

En el caso de padres separados que están dispuestos a participar en una consulta como ésta, es frecuente ver los desesperados intentos de los ninos por contentar a ambos padres, asi como de satısfacer la oferta de juego del uno y del otro, aun sin conseguirlo adecuadamente. En tales casos trabajo una vez más con los elementos básicos de una representación familiar. Creo situaciones en las que los padres se sientan; primero, el padre, y a su izquierda, junto a él, la madre y, delante de ambos, en la correspondiente sucesión de la edad desde el más viejo al más joven, y en el sentido de las agujas del reloj, lo hacen los hijos. Estas situaciones se pueden crear con absoluta soltura, simulando, por ejemplo, que se quiere comentar el próximo juego o que se quiere hacer una pausa. Este orden de sentar a los participantes siempre tiene unos efectos claramente visibles a partir de los cuales se puede experimentar lo que necesita la mente del niño. Muchas veces se da un absoluto silencio, porque los niños y, en muchas ocasiones, también los padres se quedan sin palabras, dado que de golpe se ha producido una profunda percepción de la existencia de un orden. Yo he llegado a ver niños que se han quedado sentados con la boca abierta delante de sus padres. Pero igualmente se puede producir, y la situación es igual de buena, un estado de desasosiego o confusión, algo imposible de sostener, porque la mente percibe cómo deberían ser las cosas y al tiempo cómo no son.

Cuando me percato de que los niños están demasiado ocupados con sus padres, demasiado pendientes de ellos, a veces introduzco impulsos, iniciando pequeños juegos y haciendo que los padres sean los primeros que jueguen juntos, sin sus hijos. Yo me siento junto a los niños y contemplamos a los adultos. Esto es totalmente nuevo para los niños y lo encuentran interesante, porque son sus padres los que son observados —¿qué va a pasar?—. Hay veces en que los niños contienen literalmente la respiración, pero con frecuencia están concentrados (de forma inconsciente) viendo cómo «sudan» sus padres intentando evitar dicha contemplación (y con ella las disputas, etc.). Pero, sorprendentemente, en muchas ocasiones sucede que, a través del elemento del juego, los padres llegan a otros planos más relajados desde el punto de vista emocional, con lo que yo puedo hacerme una idea de la importancia de las decisiones de ambos. Y esta sensación que inunda la sala es muy beneficiosa para la mente de los niños.

Nuevamente estamos ante una medida que procede de la representación de la familia: con frecuencia, durante las representaciones, se produce una gran relajación en los adultos cuando les obligo a girarse hacia sus padres y contemplarlos.

Así pues hay una gran cantidad de referencias e imágenes de este tipo de consultas que después se pueden comentar en las próximas citas con los padres. Gracias a ellas, consiguen un acceso y una compresión muy distintos de la situación de su familia.

Ejemplos prácticos de trabajo

En los capítulos anteriores ha quedado muy claro cómo se pueden «empaquetar» indirectamente pequeñas secuencias del trabajo con representaciones hecho con los niños y cómo las imágenes pueden desarrollar su efecto. También se puede trabajar directamente con elementos de la representación, con diferentes ofertas dependiendo de la edad, hasta llegar a la representación propiamente. Me gustaría ahora presentar al lector algunos elementos del contexto de mi trabajo que han dado buenos resultados.

El mosaico encantado

Para los niños es apropiado el trabajo con alfombras que representan mosaicos sencillos. Se las puede confeccionar uno mismo con restos de otras alfombras o buscar alguna en un gran almacén. Yo utilizo cuadrados con exclusivamente dos colores: el azul para los niños y los hombres y el rojo para las niñas y las mujeres. Pero cada cual ha de decidir cómo desea trabajar o cómo lo haría mejor. También se podrían utilizar diferentes formas como, por ejemplo, círculos para las mujeres, cuadrados para los hombres y triángulos para los niños.

Algo que suele funcionar siempre con los niños es lo que se llama el «mosaico encantado», que se puede introducir muy bien en el contexto del juego. Cuando al principio me resulta restringido el acceso a un niño, intento, por ejemplo, a través de dicho mosaico, entender algo del niño. En concreto le digo: «Mira, esto es un mosaico encantado. Si lo extiendes en el suelo y yo me pongo sobre él, quizá pueda decirme cómo estás...». Esto hace que los niños lógicamente sientan curiosidad. La mayoría suelen extender el mosaico en cualquier sitio de la sala, y me miran esperanzados mientras yo me coloco sobre él. Este mosaico extendido por los niños en el suelo tiene el mismo efecto que las posiciones que conocemos en las constelaciones familiares procedentes de los sistemas de los adultos.

Si el niño se niega, se le puede preguntar amablemente: «¿Quieres que sea yo la que lo extienda?». Por lo general suele haber un asentimiento con la cabeza. Así pues, extiendo el mosaico, según me parece, en un lugar de la sala. Con ello confío en que, igual que pasa con las representaciones, podré entrar en contacto con el niño y encontrar un acceso a él en un plano profundo.

Si se tiene un poco de práctica en la percepción de la realidad, se puede conseguir del propio niño toda la información importante. Así, por ejemplo, le puedo decir al niño: «Oh, por el momento... estoy nervioso... no tengo ganas de establecer contacto... en realidad me siento muy triste... papá y mamá me preocupan mucho, etc. (o cualquier otra cosa que se haya podido percibir), me duele el estómago, tengo palpitaciones...». ¡No hace falta que pase nada espectacular! Basta con que el niño se percate de que se le ha comprendido. Entonces, frecuentemente, ya es posible un trato muy distinto con él, un contacto diferente.

Los niños no hacen preguntas a nuestras afirmaciones. Por lo tanto, no se trata de establecer con ellos una conversación o de intentar comprobar si es correcta tal sensación o tal percepción física. Lo importante es que, en el momento en que yo expreso algo, la mente del niño reaccione y o bien acepte o rechace la imagen. Y ahí hay que dejar el asunto. Pero he tenido algunos niños en la consulta que, tras una experiencia como ésta, algún tiempo después, cuando algo les rondaba la cabeza, han llegado y me han dicho: «Yo creo que tenemos que extender otra vez el mosaico encantado».

Una vez vino a mí una madre con su hija de doce años y su hijo de diez. La preocupación con su hija, Bettina, era que ésta había dejado de hablar; con los adultos no hablaba en absoluto y con los niños prácticamente tampoco, tan sólo con una o dos amigas de siempre. Esto evidentemente influía decisivamente en la escuela y en su formación, porque Bettina había dejado de contestar a las preguntas de los profesores. En la consulta de observación con mi colega tampoco habló, no reaccionó al discurso lo más mínimo. Se dedicó a jugar con su hermano, con el que al parecer se llevaba muy bien. Había un plano sin lenguaje en el que ambos se entendían perfectamente –de hecho, el hermano hablaba por los dos–. En un principio, parecía que él no tenía problemas de ningún tipo.

La historia de fondo fue la siguiente: la madre los educaba sola; la separación del marido se había producido dos años atrás. Como razón, la madre dio el alcoholismo del marido, que murió un año después como consecuencia de su enfermedad. Los niños, desde la separación, no habían vuelto a tener ningún contacto con el padre, pero sí sabían que había muerto. La madre no dio ninguna información más; de hecho, venía a la consulta por indicación de los profesores. Ella entendía la situación como una mera fase o como consecuencia del carácter de la hija. Tuve claro, desde el primer momento, que a través de ella no iba a encontrar la razón de aquello que le acontecía a la niña, la causa de su comportamiento. Tenía la impresión de que la clave del asunto estaba en la madre, pero ésta no permitía trabajar con ella en lo más mínimo. Así pues recibimos a Bettina sola en nuestra sala de juegos, porque quería ver si podía acceder a ella con algún juego o con los materiales de los que disponíamos para tal actividad.

Por lo general es posible percibir un sentimiento que inquieta a un niño si uno se retrae interior y exteriormente y tan sólo refleja aquello que aporta el niño. En el caso de Bettina fue imposible. Aunque jugaba tranquilamente y a veces reaccionaba a mis ofrecimientos con un asentimiento o una negación de la cabeza, resultaba imposible acceder más a ella. Casi siempre miraba al suelo. Me decidí relativamente rápido a introducir a Bettina en un grupo de niños pequeños que llevaba mi colega para observar cómo era la toma de contacto con otros niños. También aquí observé la misma imagen: Bettina jugaba prácticamente todo el tiempo sola y rechazaba los ofrecimientos de los demás niños para participar en el juego con su lenguaje corporal.

¡Pero venía a esta terapia todas las semanas! No se negaba a hacerlo, que era lo que yo había esperado que sucediera. Así pues, algo había que era importante para ella, aunque no se veía ningún cambio en su comportamiento. Por supuesto, los niños nos preguntaban: «¿Por qué no habla Bettina?». Yo les respondía: «Yo no lo sé, pero puesto que sí sé que su papá murió hace un año, creo que Bettina debe de estar profundamente triste». Ésta era una respuesta que los niños podían entender. Para ellos, no obstante, Bettina era un miembro del grupo de igual derecho y no les importunaba casi nunca su negación a hablar.

Tras un relativo corto tiempo volví a utilizar, de acuerdo con mi colega, el mosaico encantado. Empecé a comunicarme con mi colega por encima de las cabezas de los niños: «¡Hola, señora Niepel, qué le parece si jugamos al juego mágico con los niños?». Sus miradas se llenaban de curiosidad y permanecían muy atentos. «Ah, sí, señora Dykstra, es una idea magnífica; ¿cree que a los niños les apetecerá?». Claro que les apetecía.

«Coged cada uno un mosaico de tela del montón y buscaos un lugar aquí dentro de la sala. Ahora podéis poneros encima del mosaico». Todos los niños cogieron un mosaico, ¡Bettina también! Había una tensión esperanzadora en el aire. Continué explicando a los pequeños: «Si ahora salís del mosaico y la señora Niepel se coloca sobre él, podrá darse cuenta de cómo os sentís». Los niños, increíblemente, dejaron su mosaico y mi colega se fue poniendo uno detrás de otro sobre sus mosaicos. Yo pregunté: «¿Y cómo le va a Katja... a Bärbel.. hoy?». Mi colega fue dando el correspondiente informe sobre cómo se sentía cada cual desde el mosaico que había elegido cada uno. El juego fue tal acierto que algunos niños se quedaron con la boca abierta.

Por último, le llegó el turno a Bettina. «Yo me siento muy lejos. Es como si me rodeara una pared de cristal que nadie puede atravesar y yo tampoco. ¡Me siento muy sola!» A Bettina, que se había dado la vuelta, se le iluminó la cara. Parecía que habíamos dado con el quid de la cuestión. Le dije a mi colega: «Tiene que ser muy difícil vivir rodeada de una pared de cristal». Bettina asintió con la cabeza. Después se hizo un maravilloso silencio en la sala, porque todos los niños se sentían observados. Para acabar jugamos al escondite y así volvimos a entrar en el plano del juego.

A la siguiente consulta, Bettina empezó a contestar a una niña. Según le iba respondiendo, se iba haciendo un silencio total en la sala, porque era la primera vez que los niños escuchaban su voz. ¡Bettina ha hablado! Desde ese momento, la niña se puso en contacto con los demás niños y jugaba con ellos. Pero con nosotros, los adultos, continuaba sin hablar.

En una conversación posterior que tuve con la madre, ésta fue incapaz de entender que su presencia y ayuda durante la terapia podía ser decisiva para el desarrollo de su hija. Tras esta conversación, Bettina no apareció a la terapia de grupo la siguiente vez. Cuando llamé a la madre, ésta me informó de que Bettina no quería asistir más a la terapia, y puesto que no podía obligarla, la terapia concluía en ese punto.

Aquí puede verse cómo se limita nuestro trabajo con mucha frecuencia. Si los padres no participan, el proceso de los chicos no evoluciona.

Grupos de niños

Como acabo de describir, los grupos de niños son una buena práctica para el trabajo sistémico-fenomenológico con niños. Voy a presentar otro ejemplo de cómo se puede hacer evidente el orden en el trabajo con niños. Cuatro chicos con edades comprendidas entre los nueve y los quince años llevaban viniendo unos tres meses a una terapia de grupo: dos hermanos que habían perdido a su madre a causa del cáncer hacía año y medio; un muchacho de color que no conocía a su padre, porque éste había regresado a África tras su nacimiento, y un joven a cuyo padre no había vuelto a ver desde que tenía cuatro años y que sabía por su madre que vivía en la calle, como un mendigo. Todos se caracterizaban por un comportamiento similar basado en una conducta agresiva, una escasa tolerancia a la frustración, la incapacidad para relacionarse de forma duradera con otros chicos y los malos resultados escolares.

La terapia con estos chicos resultó bastante difícil. Cuando se prende un barril de pólvora, al momento el siguiente empieza a arder por algún lado. Puesto que esto se hacía muy evidente con los chicos a través del material de juego (colchonetas, cojines, paños, balones, etc.), poco a poco fui vaciando la sala, de tal manera que se vieran obligados a relacionarse más unos con otros y que cada semana les resultara más difícil retraerse sobre sí mismos, haciendo cada uno lo suyo.

El contacto entre los jóvenes consistía esencialmente en no ponerse de acuerdo sobre la manera de aprovechar la hora de terapia. Así de diferentes eran sus intereses y así de pequeña era la disposición a que alguno renunciara a sus ideas. Sucedía, pues, que a veces se pasaba la hora sin haber sido capaces de iniciar un juego juntos. Lo único que funcionaba era empezar con una pequeña ronda en la que los chicos me contaban las últimas novedades y terminar con un juego sugerido por mí que no debía durar más de cinco minutos.

Puesto que, por lo general, no llevaba demasiado tiempo hasta que los niños «se daban a conocer», yo partía de la idea de que ninguno de estos chicos podía tener ninguna capacidad de mirar a los demás. Reflexioné sobre cómo aprovechar las necesidades de los chicos dependiendo de sus limitaciones, y así podía suceder que un día apareciera la sala de terapia completamente vacía, con tan sólo un montón de mosaicos rojos y azules y cuatro rollos de cinta adhesiva por el suelo. Los chicos solían sentir curiosidad. Les pedí que me ayudaran a dividir la sala con la cinta adhesiva de manera que cada uno dispusiera de un espacio de suelo igual que el del compañero. Enseguida surgieron las discusiones y las correcciones, pero para mi sorpresa, muy amistoso todo. Uno de los «mayores» ayudó incluso a un «pequeño» que no conseguía hacer rectas sus líneas. Por fin se sentó cada uno en su espacio correctamente delimitado.

Luego les pedí a los chicos que «por orden» se acercaran a mí uno detrás de otro; tenía junto a mí el montón de mosaicos. Por orden significaba para ellos: primero los pequeños; después, los mayores. Yo les corregí y empecé a acercarlos a mí con un orden sistémico de arriba abajo: primero el más mayor, después el que le sigue inmediatamente en edad, etc. Otra vez hubo mucho asombro, pero ninguna protesta.

Cada chico tenía que decirme ahora quién pertenecía a su familia. Para cada miembro de su familia, le di un mosaico; para la madre y las hermanas, los rojos; para el padre y los hermanos, los azules. Es aquí donde empezó la confusión y la tensión de los chicos: «¿Mi hermana es una medio hermana o una hermanastra? ¿El hijo de mi padre pertenece a mi familia? ¿Mi madre es parte de la familia aunque esté muerta? ¿Mi padre es parte de la familia aunque esté en África y yo no lo conozca? ¿Tengo dos padres? ¿Pertenece a la familia mi hermana disminuida que está en un centro recluida?». Y muchas preguntas más. Lo bueno era que cada explicación para cada chico suponía un reconocimiento de sus propias preguntas, las que estaban en su interior, así es que, contrariamente a la costumbre general, hubo un profundo silencio mientras cada uno de los chicos se ponía a mi lado y los dos juntos elegíamos los mosaicos correspondientes.

Después de que todos tuvieran ya sus mosaicos, les di la tarea de disponer dentro de su espacio aquellos que se correspondían con los miembros de su familia, dependiendo de la sensación que tuvieran los chicos de lo cerca que estaban dichos miembros de ellos, de la relación que tuvieron con ellos. Esto también era muy difícil para los muchachos. Uno colocó a su familia formando una larga línea, un miembro detrás de otro. Otro hizo un círculo. Otro colocó todos los mosaicos azules junto a él y, un poco más lejos, los rojos. El último fue incapaz de hacer ninguna disposición y abandonó el intento.

A continuación, los chicos se tenían que sentar cada uno en su sitio e ir presentando a cada miembro de su familia. Ni uno solo fue capaz de hacerlo; todos estaban confundidos. Así pues coloqué primero un mosaico azul y otro rojo para la madre y el padre, uno al lado del otro, y les dije que los chicos siempre habían de situarse frente a los padres, para que se pudieran ver bien, tal como se hace en la vida diaria. Después los ayudé a colocar a sus hermanos por orden frente a sus padres; primero los más mayores hasta llegar al más pequeño. Añadí que los más mayores eran los que tenían más derechos, porque eran los que más tiempo llevaban en el mundo, y por eso eran los primeros que se situaban frente a los padres. Y que, por su parte, precisamente por ser los mayores, tenían la obligación de cuidar de los pequeños. Al padrastro y a los hermanastros o medio hermanos los colocamos todos en un pequeño espacio, un poco más lejos, señalando no obstante que sí pertenecían a la familia.

Nuevamente les pedí a los chicos que se sentaran en sus sitios y en esta ocasión, funcionó a la primera. De repente hubo un gran silencio; todos los chicos miraron las posiciones de sus padres frente a ellos y también a los otros miembros de la familia dentro del sistema. Entonces empezaron a presentarse frente a su familia, mientras los demás escuchaban muy interesados. Los muchachos cada vez mostraban más interés y cada vez se mostraban más infantiles. Toda su pretendida «madurez» desapareció de sus rostros. Los cuatro tenían las mejillas rojas. Tras haber hecho todos sus presentaciones, les di la señal de que podían hacer lo que quisieran; a partir de ese momento podían dedicar el resto de la hora de terapia a lo que desearan. ¡Todos!

estuvieron de acuerdo en jugar a atraparse y lo hicieron hasta que se acabó el tiempo. Era la primera vez que yo ya no tenía la sensación de que debía dividirme en cuatro partes para ser justa con todos.

El trabajo con fotos

Un sistema fantástico para dar a los niños una imagen positiva de su procedencia es el trabajo con fotos. Sobre todo, cuando se trata de niños que han perdido al padre o a la madre muy temprano en su vida o en plena infancia.

En una ocasión tuve un grupo de niños con dos parejas de hermanos, Jan y Conny, de nueve y once años de edad, y Kevin y Andreas, de cinco y trece.

Jan y Conny habían perdido a su madre un año antes a causa del cáncer y, desde entonces, vivían con su padre, que se había separado de su madre un tiempo antes. Lo dramático fue que a los niños nadie les dijo nada sobre la muerte de su madre hasta después del entierro, así es que no pudieron despedirse de ella. El padre estaba tan atrapado en su propia tristeza que fue incapaz de ir con los niños a la tumba de su mujer. Poco antes de su muerte, que había sido algo totalmente inesperado, había querido incluso volverse a casar con ella. Así pues, el tema «mamá», tal como el propio padre aclaró, se había convertido en un tabú, y cada cual intentaba en la medida de sus posibilidades manejar la situación como podía.

Kevin y Andreas vivían con su madre; no conocían a su padre, del que la madre se había separado a causa del alcohol y los malos tratos. Los niños no sabían absolutamente nada sobre su padre, excepto algunas referencias negativas por parte de la madre.

Estos cuatro jóvenes iban muy bien juntos, dada su historia personal, y podían aceptarse sin problemas, cosa que no les ocurría ni en la escuela ni con sus contactos sociales. Ya en la primera hora de reunión para conocerse, quedó claro lo esencial: Jan me preguntó cuando estuvimos todos juntos lo siguiente: «¿Saben lo que nos pasa?». Yo le pregunté: «¿Y qué os pasa?». Él respondió: «Pues lo de mamá y eso…». Yo le dije: «Sí, saben que vuestra madre murió el año pasado. Se lo dije la semana pasada cuando me vinieron a ver ellos solos. ¿Queréis saber también vosotros por qué están aquí ellos?». Jan y Conny asintieron con la cabeza. Yo les dije: «Igual que vosotros vivís solos con vuestro padre, ellos viven solos con su madre y no conocen a su padre». Jan y Conny se miraron intrigados y Conny preguntó: «¿Y por qué no?». A lo que Kevin dijo: «Mi padre le dio una patada a mi madre cuando yo todavía estaba en su vientre y, cuando yo salí, la golpeaba siempre». Y Andreas dijo: «Y el mío siempre bebió demasiado y por eso mi madre se marchó». El silencio se hizo en la sala. Cada uno tenía que asimilar la información recibida. Después, Jan les dijo a los demás: «Pero que la madre se haya ido es peor ¿o no?». A lo que Kevin y Andreas asintieron con la cabeza dándole la razón. (Ellos no tenían ese traumático sentimiento de pérdida como los otros dos, o al menos no tan a flor de piel.) De esta manera quedó el tema expuesto desde un principio y los niños empezaron a acogerse unos a otros mediante el juego.

En este grupo trabajé mucho con preguntas y comprobaciones sobre las partes de los padres que faltaban en cada caso, para que esto nos viniera a la consciencia de forma regular durante nuestra sesión de trabajo. También introduje situaciones en las que, por ejemplo, en la sala de espera, yo peguntaba de manera totalmente inesperada al padre o a la madre de los chicos por la parte que faltaba, de tal manera que ellos nos pudieran responder delante de los niños, cosa que desde luego no ocurría en casa, porque los chicos no preguntaban. En una ocasión, les pedí que trajeran fotos de la madre o del padre, así pude comprobar cuánto tenían los niños del padre o la madre perdidos.

Los dos padres, que entre tanto se habían hecho amigos en la sala de espera, enseguida se ofrecieron a ello. Hay que tener en cuenta que Kevin y Andreas ¡ni siquiera habían visto una fotografía de su padre! La madre explicó que los niños no habían mostrado el más mínimo interés en su padre y que, de hecho, sólo tenía alguna foto antigua. Por su parte, el padre de los otros niños también afirmó que los chavales nunca le habían pedido fotos de su madre. ¡Hasta dónde llegan los padres por proteger a sus hijos y evitarles dolores, pero a qué precio!

Cuando llegó la hora de traer las fotos de los padres, los chicos estaban muy nerviosos. Los padres me habían dado las fotos a mí directamente y yo las repartí. Así pues, cada niño estaba sentado con una foto en la mano. Los cuatro me miraban; era como si no se atrevieran a mirar las fotografías. Les propuse que uno a uno fueron dejando las fotos en el centro de manera que todos pudiéramos verlas bien. Les pareció buena idea.

La primera en dejar su foto fue Conny; en ella se la veía a ella con su madre y con Jan sentados en el sofá. Empecé a comentar la foto y a preguntar a la niña de manera que le resultara más fácil observarla. Señalé la boca, la nariz, que eran iguales a las de Conny, pregunté por el sofá, el gato, la bisutería de la madre y por todo lo que me era posible hasta tratar el más mínimo detalle y aprender todo lo posible sobre la madre. Fue como si se hubiera abierto un dique. La foto de Jan mostraba a la madre con los dos niños en la terraza de la casa en la que habían vivido antes de tener que mudarse a la de la abuela, cuando la madre ingresó en el hospital. También en este caso hubo mucho sobre lo que hablar.

Antes de que los niños entristecieran, me dirigí a las fotos de Kevin y de Andreas. Primero, éste colocó su foto en el centro, avergonzado; en ella sólo se podía ver a su padre, un hombre joven. Se trataba de una foto antigua. Cuando le dije: «Vaya, Andreas, ahora sé por fin de dónde vienen ese pelo y esos ojos tan negros que tienes. Tu padre es un hombre muy guapo. ¡Siempre lo había sospechado!», se le iluminó el rostro. Ahora era capaz de mirar la foto con todo interés y se puso rojo de la excitación que sentía. (Antes no había sido capaz de ni de mirar una sola vez la foto; había algo así como una prohibición interna, resultante seguramente de la prohibición no expresa, pero latente, en casa de no preguntar por su padre.) También contemplamos juntos esta foto, todo aquello que Andreas había heredado de su padre. Esto le hizo tanto bien al niño que le resplandecía la cara. Hay que comprender que, de este modo, se accedió a una parte de sí mismo que antes había estado en penumbra, totalmente vacía.

Por último, también Kevin colocó su fotografía y dijo triste: «No se puede ver mucho aquí». En la foto se veía a un hombre que tenía en sus brazos a un bebé y que se inclinaba sobre él. Le dije a Kevin: «Mira, ese bebé de la foto eres tú y es tu papá el que te tiene en brazos y te mira para ver si estás bien. Y date cuenta de con cuánto cariño te abraza y te mira». Se pasó algún tiempo hasta que Kevin pudo entender la imagen. Se quedó sentado con la boca abierta. Casi se podía sentir cómo comparaba mis indicaciones con las imágenes internas que él tenía hasta ese momento. Entonces me preguntó vacilante: «¿Ahí me quería?». Yo asentí y dije: «Sí, lo puedes ver en la foto. Los papás siempre quieren mucho a sus hijos pequeños, aunque se peleen con la madre tanto que se tengan que ir.

De esta manera se pusieron en contacto con ese cincuenta por ciento de los padres que estaba ausente. Pero, en ese momento, se podía percibir tanto su presencia que parecía como si la sala estuviera más iluminada. De forma abrupta, los niños me dejaron claro que querían jugar, y es que los pequeños tienen una forma directa de mostrarnos cuándo se han tocado las imágenes que guardan en su mente.

Jan y Conny también vinieron a nuestra consulta solos durante un tiempo, por lo fuerte que había sido el choque de haber perdido a su madre.

Jan resultaba difícil de manejar, dada su enorme agresividad, medio a través del cual se protegía de la tristeza. Incluso su hermano sufría estos ataques, que soportaba con mejor o peor estoicismo como hermano mayor que tenía que cuidar del pequeño. Por supuesto, traspasaban su capacidad. Así pues, con frecuencia llegaba uno con la cabeza roja y a punto de explotar como un barril de pólvora, mientras el otro estaba pálido como un muerto y completamente exhausto.

Al principio decidimos trabajar por parejas, de tal forma que todos tuviéramos siempre un compañero. Por lo demás, de la propia dinámica se podía deducir que, en muchas ocasiones, el pequeño provocaba al mayor todo el tiempo, también con ataques físicos fuertes que en teoría eran parte del juego, de tal manera que frecuentemente se desarrolló una consecuencia que empezó por ser dos minutos de prohibición de jugar, hasta llegar incluso a que la prohibición abarcara toda la hora. Dependiendo de lo fuerte que fuera la tensión interna, a veces valía con la prohibición más leve, o en ocasiones era necesario incluso la expulsión de la sala, lo que para él tenía el significado de tener que refugiarse en los brazos de su padre solo y enfadarse y llorar allí, dando rienda suelta a sus verdaderos sentimientos, mientras el mayor se podía relajar junto a mí, contándome por ejemplo lo difícil que era aguantar a su hermano.

Para los dos chicos, esta hora semanal era algo muy importante y por lo que nos dijo el padre, se referían a ella muchas veces a lo largo de la semana. Tampoco él lo tenía muy fácil cuidando solo de estos dos chicos en edad de crecimiento. Su madre lo ayudó y también contó con la comprensión de sus colegas en el trabajo; no obstante, la agresividad del chico pequeño bastantes veces ponía sus fuerzas al límite.

Con Conny tenía una relación mejor, porque, según nos dijo, se parecía mucho a él. Pero con Jan no sabía qué hacer; tenía mucho de su madre y, en ocasiones, le resultaba un extraño. Por esta razón no podía darle las respuestas urgentes que el niño necesitaba, entre otras cosas también porque su tristeza, que intentaba reprimir, siempre estaba presente. ¡Qué triste era para Jan!, pues por un lado era el más pequeño del sistema y, por otro, no contaba con la «coalición» del padre. Él era el que más sufría, si es que se puede hacer una valoración de este tipo.

Así pues empecé a introducir la parte de su madre reforzada. La primera vez me vino esta idea por pura intuición cuando Jan nuevamente «explotó», y entonces yo le pregunté en voz alta a mi colega: «¿Qué habría hecho la madre de Jan con él en este momento?». Y mi colega respondió: «Seguramente lo habría abrazado». El silencio se hizo en la sala por parte de los dos hermanos. Después dijo mi colega, que estaba justo al lado de él: «Pues lo podría hacer yo en su lugar». Y Jan se dejó abrazar sin oponer ni la más mínima resistencia. Desde aquel momento, utilicé este tipo de preguntas bastantes veces, llegando incluso Conny a preguntar: «¿Qué habría hecho mamá en este caso?».

Lo importante fue, creo yo, que no lo utilicé como un «gancho», sino que sólo lo usé cuando de verdad no sabía qué más decir o hacer. Así pues utilicé el recurso de la madre con el que siempre había una respuesta disponible; primero, porque el ambiente cambió de golpe y segundo, porque así había también algunas indicaciones prácticas por parte del hermano que sabía de verdad qué habría hecho su madre en determinadas situaciones. Vivía una vez más en la imaginación del hermano y le transmitía fuerza. Así, al cabo del tiempo, la madre fue estando muy presente en nuestras citas. Como si fuera un espíritu bueno que colaboraba desde arriba.

También Jan tuvo que descubrir esta imagen. Hubo una vez una secuencia en la que se trataba de ordenar la sala y Jan no tenía ningunas ganas de hacerlo, como de costumbre, pero lo hizo sin rechistar y con toda tranquilidad, mientras decía mirando hacia arriba: «Bueno, mamá, no te quejarás, estoy recogiendo como tú dices...».

El trabajo con símbolos

Cuando no se trata de hacer experimentar a personas concretas, como en el ejemplo anterior, sino de conseguir una imagen de la familia con sus raíces, abuelos y bisabuelos, se puede trabajar muy bien con símbolos. Para eso utilizo una serie de muñecas, de unos quince centímetros de altura, que, dado su ropa, se pueden identificar como niños (chicos y chicas) y adultos, que se dividen en hombre y mujer, y también en viejos (para los abuelos) y jóvenes (para los padres). Estos muñecos se pueden articular de manera que, por ejemplo, se les puede sentar. Resultan muy útiles en muchos aspectos. (Para los interesados en estos muñecos, puedo decir que se encuentran sin problema en un gran almacén sueco dedicado a muebles y decoración. También valen los muñecos Playmobil o de Lego.)

Siempre me sorprende mucho la cantidad de irritaciones y malentendidos que tienen los niños en lo que se refiere a los miembros de la familia. Desde «el yo sólo tengo una abuela» hasta el «tengo tres abuelas», he oído de todo. En concreto, el trabajo con símbolos es como sigue: me siento frente al niño, que previamente ha elegido un muñeco que lo representa. A continuación se van colocando los demás hermanos (representados por los muñecos) según el orden sistémico, es decir, los más mayores a la derecha y los menores, a la izquierda. Después se coloca a los padres del niño frente a él. En este punto puedo llamar la atención sobre el hecho de que, detrás de cada parte de los padres, hay un abuelo y una abuela. Eso hace que haya tras ellos cuatro muñecos. Los niños se sorprenden mucho cuando paso a la siguiente fila y aparecen entonces ocho muñecos. Si, por ejemplo, no está claro qué abuelos han muerto, suelo preguntar a los padres, que están en la sala de espera. Con esta información, tendemos en el suelo a los muñecos que están muertos, de tal manera que este conocimiento quede grabado en el niño también de manera gráfica.

Así pues, el niño se sienta ante ese triángulo (que forma la representación de la familia) que se va abriendo y entra, de esta manera, en contacto con la opulencia de la vida. Si se trata de un niño que a mí me parece inestable, le permito, después de que la imagen haya causado su efecto, que el muñeco que lo representa se siente dando la espalda a sus padres, de manera que se pueda sentir una parte directa de esta cadena, y verbalizo frases que, al igual que en las constelaciones familiares, proceden del ambiente que se genera en el momento, como por ejemplo: «Mira, tanta gente y todavía más detrás han ido creando otras vidas, hasta llegar a ti». O «¡ves!, también tu mamá y tu papá tienen a su padre y a su madre detrás de ellos» o cualquier otro mensaje sistémico que proceda y sea importante para el niño.

En el trabajo con símbolos no les permito a los niños, al contrario que en el trabajo con mosaicos por ejemplo, que reproduzcan su imagen interna. Me parece más efectivo presentar el orden real. De esta manera, el niño puede hacer suya esa imagen sin verse demasiado involucrado en la dinámica familiar. Espero así que la mente del niño ordene después lo que quizá estaba antes en desorden.

El principio del representante

En el trabajo terapéutico con niños y jóvenes, el principio de la representación juega un papel muy importante. Al igual que en las constelaciones familiares, se puede llevar al sistema todo aquello que permanece inaccesible, invisible o todo a lo que no se tiene cariño, y contemplar si así se produce un movimiento beneficioso. Me gustaría explicar esto a través del ejemplo de un trato con mediación. El trato con mediación es una medida que se suele dictar con frecuencia en los tribunales cuando existe una disputa entre las partes que forman los padres y uno le reprocha al otro su falta de responsabilidad, sus acciones peligrosas o sus abusos. Cuando a veces leo los informes de los reproches que se lanzan unos a otros, se me viene a la cabeza la idea de una pelea en el barro. Puesto que el juez de la familia no puede saber cuál de las dos partes tiene razón, pero tiene que mirar por el bienestar y los derechos de los niños, con frecuencia dicta una orden de trato con mediación, lo que significa que, bajo la presencia de terceros, se realizan encuentros entre el niño y la parte de los padres sometida a cuestión (casi siempre el padre).

Me gustaría describir el caso de una niña de ocho años que volvió a ver a su padre ruso después de cinco años de ausencia en nuestra consulta. Antes de que se produjera el contacto, intentamos primero hacernos una imagen de cada parte por separado. Primero vino la madre a hablar conmigo, mientras mi colega charlaba con la hija, Svenja. Al día siguiente vino el padre a verme.

La madre, muy reservada, insistió en que ella se presentaba sola porque así lo había dictado el tribunal. No quería encontrarse de ninguna manera con el padre de su hija. Las informaciones que dio al respecto fueron que ella y su marido procedían de Kazastán, pero que vivían en Alemania cuando Svenja nació. Cuando la niña cumplió dos años, se marcharon juntos a Kazastán para visitar a sus suegros. La madre regresó sola con la niña, el padre se quedó allí y no dio señales de vida en dos años. La madre pidió el divorcio en Alemania. Ella no había podido digerir los acontecimientos y permanecía totalmente cerrada, lo que era claramente visible. El hecho de que su marido apareciera ahora de nuevo y quisiera ver a la niña era algo que no podía soportar.

La niña le insistió a mi colega igualmente que ella no quería ver a su padre de ninguna manera, pero que no podía mencionar ninguna razón, excepto que no podrían entenderse, porque ella sólo hablaría alemán. Mi colega le dijo que ella estaría presente todo el tiempo y que la ayudaría. Además, su papá también hablaba un poco de alemán. Junto al rechazo, también se podía vislumbrar mucho miedo y curiosidad en la niña. Mi colega decidió tener todavía otras dos citas a solas con Svenja, antes de llegar al encuentro, de manera que se sintiera totalmente segura ante ella.

El padre me contó en nuestra conversación que en aquel momento en que su mujer y la niña volvieron a Alemania, él se había visto involucrado en un episodio de guerra y que había sido hecho prisionero, razón por la cual tampoco había podido llamar. Habría sido demasiado peligroso para él ponerse en contacto con su familia. Cuando al cabo de los dos años lo intentó, supo que su mujer había solicitado el divorcio, con lo que ya no le era posible aclarar la situación. Pero, en cualquier caso, ahora estaba de nuevo en Alemania y quería ver a su hija; y también para poder explicarle por qué no había estado con ella. Cómo se desarrollara la historia no era algo que nos resultara accesible a nosotros, pero lo que sí teníamos claro era que el sistema había sufrido una fuerte carga que teníamos que tener en cuenta.

Mi colega utilizó estas informaciones, se presentó como representante del padre en la sala y entró en contacto con Svenja. Esto requería, igual que en las constelaciones familiares, un absoluto vacío, la total desaparición de la propia personalidad. En ese momento, uno está involucrado directamente con el sistema familiar con el que trabaja. Así es como se consigue una percepción o un impulso de lo que podría ser conveniente. Mi colega le explicó a la niña en un lenguaje infantil lo que había contado su padre y lo difícil que había sido también para él no haberla visto crecer. Estaba claro que la mente de Svenja comprendía perfectamente todo el mensaje, pero también era evidente que este proceso resultaba agotador para la niña. Se encontraba una y otra vez en un conflicto de lealtades entre la absoluta fidelidad a la alianza con su madre y la profunda nostalgia, siempre escondida, que sentía hacia el padre. Por eso preguntaba una y otra vez si estaba obligada a venir a nuestras citas. No quería ver a su padre ni jugar con él. Mi colega acordó con ella que no haría falta que jugara con él si no quería. Tampoco era necesario que le hablara. Lo único que tenía que hacer era estar presente; éste fue también el acuerdo que se hizo con la madre. Esto calmó un poco a la niña.

En la próxima cita, el tema del contacto que iba a tener lugar por parte de la niña resultó menos tenso. La total negación a ver al padre que la niña demostró en presencia de la madre en la sala de espera también se dio al principio, aunque se diluyó después al estar sola con mi colega, siendo sustituida por una clara e impaciente curiosidad. Cuando una vez más insistió en que no quería verlo, mi colega le contestó: «¡Entonces puedes cerrar lo ojos!». Esto hizo que Svenja se riera abiertamente y, a partir de entonces, ya no fue necesaria esta frase nunca más.

Después tuvo lugar el primer trato con mediación. Svenja estaba muy nerviosa y casi todo el tiempo permaneció sentada en el regazo de mi colega, mientras el padre intentaba hacerle comprender con un alemán entrecortado. Svenja insistía en que ella no comprendía el ruso y que no entendía lo que decía su padre. Así pues, mi colega tomó en representación la posición de la niña y entró en contacto con el padre desde esta posición infantil. Hizo preguntas en lugar de Svenja, le pidió que volviera a repetir, le preguntó si había comprendido bien lo que quería decir, etc. Svenja reaccionó de forma muy emocional a lo dicho por su padre y, en varias ocasiones, incluso discutió con él. Aunque Svenja quería impedir todo contacto con su padre, le resultaba imposible. A pesar de que seguía sin mirarlo, las disputas con él la mantenían en contacto. El padre estaba muy tranquilo y comprensivo, intentando responder a todas las preguntas.

En la conversación posterior, el padre dijo que el comportamiento de la niña era para él doloroso, pero que lo podía comprender. Se acordó que, en la próxima reunión, mi colega le haría preguntas que podrían ser importantes para Svenja. Por ejemplo, por qué no había aparecido durante tanto tiempo, qué había hecho durante todo ese tiempo, cómo había conocido a su madre, qué cosas recuerda aún de cuando formaba parte de la familia, etc.

En el siguiente contacto, Svenja se volvió a negar a jugar con su padre o hablar con él. Así pues, mi colega tomó la representación de la niña e hizo ella las preguntas que permanecían escondidas bajo la agresividad de la muchacha. El padre se esforzó en contestar a todas ellas con tranquilidad. Svenja se mostró desinteresada aparentemente, pero muy concentrada. Sucedía una y otra vez que se ponía furiosa y catalogaba a su padre de mentiroso. Estaba claro que estaba muy excitada emocionalmente.

Después de que se fuera el padre, mi colega, en presencia de la niña, sometió a prueba las afirmaciones del padre en conversación con la madre. Ésta confirmó todo lo que él había contado, con lo que Svenja recibió la confirmación de que su padre decía la verdad. De esta manera podía aceptar las imágenes que le faltaban con el consentimiento de la madre. Se había construido un puente desde el que poder contemplar el lado del padre. Mi colega, por un lado, aclaró el lado del padre para la niña y, por otro, al revés, también le hizo accesible al padre el lado de la niña, siendo de nuevo representante de esta última y haciendo las preguntas que ella con seguridad nunca habría hecho por consideración a la madre.

Se dieron, pues, varios encuentros en los que mi colega fue alternándose en la posición que tomaba, unas veces la de la niña y otras la del padre, de manera que para ambos resultara claro lo esencial. Sólo después de este proceso fue posible que, poco a poco, padre e hija se miraran directamente y se hablaran. También se produjo una apertura por parte de la madre para que la historia que había quedado en la sombra se convirtiera de nuevo en algo común a estas tres personas.

A nosotros, los profanos, los que no éramos de la familia, la dinámica más profunda se nos mantuvo escondida hasta el final; pero, aun reconociendo esta circunstancia, nos fue posible hacer fluir lo esencial.

El trabajo con hipótesis

En los jóvenes también se ha demostrado eficaz el trabajo con hipótesis cuando aquéllos no son estables psico-emocionalmente. Cuando les presento mis hipótesis en una conversación –es importante entonces mantener la postura de que los chicos pueden rechazarlas–, a través de su exposición se originan automáticamente en ellos imágenes internas que pueden desarrollar una fuerza. Incluso aunque los jóvenes no acepten mis tesis, su mente ya ha entendido y aceptado la imagen. Me gustaría ilustrar este tipo de trabajo con el caso de Isabel, una muchacha de dieciséis años que vino a mi consulta una hora a la semana después de haber estado ingresada durante algún tiempo en un psiquiátrico para niños y jóvenes.

Isabel, que desde hacía un tiempo vivía en un grupo de jóvenes bajo vigilancia, se encerró en un cuarto, se hizo cortes en el antebrazo y allí permaneció tirada hasta que la encontraron. Tras la primera asistencia en el hospital, se la internó en un hospital, porque no se podía hablar con ella y se encontraba en un estado psíquico de excepción. Como la preocupación por ella tras el alta seguía estando presente, la trajeron a mi consulta.

En la primera hora de consulta que tuvimos juntas, le pregunté cómo creía que yo la podía ayudar. Ella me contestó que estaba dispuesta a hablarme de todas sus experiencias vitales, con lo que se comprendería incluso un poco mejor a sí misma. Cuando le pregunté después sobre qué quería hablar, ella lo hizo sobre su tendencia a comer demasiado poco y a cortarse, igual que su madre. Y continuó: «Pero yo no estoy loca». Después me habló de su madre, de que no se ocupaba de ella, de que siempre le echaba la culpa de todo lo que había ido mal en su vida, etc.

Pero de sus comentarios se podía deducir claramente que estaba preocupada por su madre. Parecía como si ella fuera el adulto y hablara de un niño. Retomé la frase de que ella no estaba loca y le pregunté: «¿Podría ser que tu madre estuviera loca?». Isabel se echó a reír, encogió los hombros y me miró directamente, asintiendo. Yo le continúe preguntando: «¿Y quién es la que de verdad debería haber estado en el psiquiátrico?». Me miró sorprendida, se le iluminó la cara y me preguntó vacilante: «¿Mi madre?». Cuando yo asentí, ella aspiró profundamente, se relajó y dijo: «Podría ser». Desde ese momento fue como si hubiera cambiado de golpe, y empezó a contar con pelos y señales todo tipo de cosas cotidianas que interesan y preocupan a una joven. Lo más importante de aquella consulta había sucedido, pues su mente había alcanzado una imagen relevante.

En la siguiente cita le pregunté a Isabel si había surgido algo en la última hora que le había preocupado. Isabel asintió y dijo: «Sí, incluso mucho...». Cuando continúe preguntando qué cosa en particular, ella me dijo: «Eso de mi madre y el psiquiátrico...». Volví a preguntar si la suposición podía ser correcta, ella asintió y me contestó: «Pero mi madre me hace daño». Al instante me dijo también que ese pensamiento había sido un alivio para ella. Me habló de la sobrecarga que suponía para ella que su madre esperara que siempre fuera Isabel la que llamara y que siempre fuera ella la que tuviera que preguntarle cómo le iba (y eso que era Isabel la que vivía con un grupo de jóvenes bajo vigilancia). Yo le expliqué que, para los chicos, estas cosas siempre resultaban excesivas y que su madre planteaba unas exigencias que ella a su vez debía plantearle a su madre, y que evidentemente era normal que sintiera confusión. Esto la tranquilizó un poco.

A continuación me habló de sus hermanos. Con este tema pasaba interiormente al plano de la infancia y yo pude reconocer que su mente había aceptado la imagen. También aquí había en principio mucha presión. A sus hermanos, que eran todos menores que ella, se los encontraba en la escuela. Éstos acostumbraban a reprocharle que, por su culpa, su madre se sentía tan desgraciada (evidentemente era algo que la madre decía en casa) y que habría sido mejor que no hubiera venido al mundo. La muchacha no tenía ningún apoyo en la familia –el padre se había marchado cuando ella tenía cuatro años. Casi no le recordaba.

Yo le describí las cargas que ya en una edad tan temprana pesaban en su vida y su inestabilidad. Isabel estaba de acuerdo con ello y se refirió a sus últimos desvanecimientos, que siempre pasaban en situaciones en las que ella tenía la sensación de estar totalmente sola, de que no había nadie para ayudarla cuando lo necesitaba. Primero le entraba pánico y después perdía el conocimiento, sin saber nada más.

Otro de los temas de nuestra siguiente cita fue el del padre, del que ni siquiera sabía si vivía o no. Yo le llamé la atención sobre el hecho de que él había participado en su creación en un cincuenta por ciento y que posiblemente tuviera escondida mucha de su fuerza dentro de ella. Este pensamiento le gustó y pareció darle vida. De aquí se podía deducir también que los problemas y las cargas de la madre también influirían en ella en un cincuenta por cien y no en un cien por cien. Le propuse la tarea de averiguar qué cosas tenía ella de su madre y cuáles, de su padre. Eso le parecía algo muy interesante.

En la siguiente cita trajo dos notas, una escrita a bolígrafo rojo que decía:

Lo que tengo de mi madre:

- el humor
- la independencia
- el aspecto físico (el pelo, los ojos...)
- la escritura
- el pensamiento en la muerte y en quitarme la vida

En la otra nota, que estaba escrita en azul, decía:

Lo que tengo de mi padre:

- la nariz
- la forma de expresarme
- el comportamiento

Estas notas me tranquilizaron mucho. Mostraban la disposición de los niños y los jóvenes a aceptar las imágenes que se les presentan, dándoles su propio orden. Y también lo útil que es conocer todo el orden y podérselo transmitir a la gente joven. Así, rápidamente, se podía pasar a lo esencial. Esto que he descrito con el caso de Isabel fueron sólo las tres primeras citas de terapia de esta chica. Cuando los jóvenes muestran esta disposición y colaboración, se puede pasar a una representación sin problema con bastante rapidez.

Es escalofriante darse cuenta de cuántos jóvenes tienen problemas serios. Los innumerables casos que nos llegan a través de la oficina de protección del menor nos demuestran esto claramente. La tendencia va en aumento y la sociedad, con frecuencia, se ve impotente. Muchas veces, les dejo a los chicos que hablen en la primera cita e intento obtener de esa conversación una idea y una percepción de su problema. Cuando se presenta algo grave ya en esa primera conversación en lo que no conviene entrar por el momento, porque está involucrada la oficina de ayuda al menor, el grupo en el que viven o algo así, suelo hacer lo siguiente para cerrar la sesión:

Primero les informo de que me he percatado de los problemas que han tenido que vivir aun siendo tan jóvenes. Les hago ver que, en lo más profundo de ellos, en los momentos problemáticos, también quieren ser iguales a sus padres, y esto es por amor. Después les digo: «Imagínate a un niño al que todo le haya ido muy bien en la vida, todo haya sido muy fácil para él, todo esté en perfecto orden para él, del que los padres se han ocupado mucho y bien, y que ha crecido sin grandes conflictos. Y ahora piensa en ti con todos los problemas que has vivido ya. ¿Quién crees tú que estará más preparado psíquicamente?». En más de una ocasión he podido ver como, tras la primera sorpresa, se les ilumina la cara y vacilantes me preguntan: «¿Yo?». Y cuando yo asiento, un profundo aliento les recorre el cuerpo. Este gran conocimiento suele crear una gran fuerza; parece como si los jóvenes recibieran una idea de su destino, un acceso a su mente. A veces, tan sólo una imagen como ésta o una consumación interna de este estilo es suficiente para los chicos al principio, y necesita tiempo para instalarse en ellos.

La representación

Empecé a hacer representaciones con los niños después de observar que éstos actuaban con más seriedad y, en parte, incluso de forma más clara que los adultos en las representaciones que hacía con ellos. Mi idea era, en principio, sencillamente dejarles participar de la carga de la familia que ellos llevaban inconscientemente ya desde hacía tanto tiempo, dedicándome yo sólo a la observación. He contemplado también muchas veces que los niños se ponen muy nerviosos cuando ven que a los adultos les resulta difícil determinar las posiciones de los miembros de la familia que se representa. Se percibe claramente que ellos tenían una imagen interna al respecto. Cuando yo les he pedido que me mostraran su imagen, ésta estaba siempre presente de inmediato y además muy cargada de información, mientras que, por el contrario, los adultos en ocasiones han «maquillado» las imágenes. Además, gracias a las imágenes de los niños o de los jóvenes, se suele llegar a una solución firme en la mayoría de los casos.

Cuando trabajo con niños y jóvenes que vienen a una cita para realizar una representación, también suelo utilizar los mosaicos de los que hablé más arriba. Les hago disponer su sistema de procedencia, o sea, madre, padre y hermanos. En muchos casos, para que los niños se coloquen en la posición correcta respecto de los hermanos, basta con realizar pequeñas modificaciones. Esto sólo resulta ya una imagen nueva tal y una sensación nueva de «pertenencia a algún sitio», que se descubre como una fuente de energía para los niños. Se puede uno permitir con confianza la observación de que se deben revelar con total detalle las duras cargas y los secretos de la familia que proceden de los adultos. Para la mente del niño basta con introducir una posición para «aquello que carga», «los problemas», «los secretos» o «la enfermedad» en el caso de que la disposición del orden no resulte suficiente. La mayoría de veces basta con ver claro de qué lado proceden las cargas, los problemas o lo que sea –casi siempre proceden de los adultos–. Los niños sienten ya un alivio.

Me gustaría dar un ejemplo ilustrativo: en una cita terapéutica con Anne, una muchacha de catorce años, ésta me contó que estaba amenazada por el suicidio. Le hice que dispusiera los mosaicos en la sala y uno en concreto para la muerte. Después le pedí que se situara en su posición. Yo me coloqué en la de la muerte. Ya aquí quedó claro que Anne coqueteaba con esta idea. Se sentía más grande y más fuerte que la muerte. La idea que yo le quería transmitir con esta posición se la traduje con la frase «No eres tú la que determinas cuándo llegaré; soy yo quien lo hago»; esta frase le resultó divertida. No se creyó las palabras. Cuando yo cambié la posición corrió rápidamente detrás de mí y se colocó delante mío. Cuando quise volver a cambiar, incluso puso un pie sobre mi alfombra de mosaicos, de tal manera que yo no pudiera moverme.

Le pedí que dispusiera una pieza de mosaico para su madre. ¡Ella la situó detrás suyo! En ese punto tomé el mosaico de la muerte y me puse detrás de la madre. Desde esta posición dije: «Aquí es adonde pertenezco». Anne se quedó muy tranquila y asintió. Le pedí que diera unos pasos adelante y que me mostrara cómo se sentía. Se sentía aliviada. Le hice que se volviera y que mirara la imagen de la madre y la muerte que estaba tras de sí. Yo me situé en la posición de la madre y desde allí dije: «La muerte me pertenece a mí». «Mi mayor alegría sería que tú vivieras y crecieras». Anne se quedó muy seria. Yo volví a cambiar a la posición de la muerte y desde allí le dije con amabilidad: «Yo soy la que determino cuándo quiero llegar, como con todo ser humano». Anne asintió, pero ya no era con respeto, sino con cuidado. Luego le hice girarse y que mirara la vida por la ventana. Se sintió aliviada.

En la conversación posterior le dije que las madres a veces sienten una nostalgia inconsciente de la muerte después de que alguien de su familia haya fallecido. En ocasiones, esto es algo que han heredado de su propia madre. A Anne le pareció que esto tenía sentido, aunque ella sabía muy poco de su familia.

Vivía en un grupo de jóvenes vigilado por un cuidador, porque su madre no había podido hacerse cargo de ella y de sus hermanos. Casi toda su vida la había pasado en centros de acogida. Siempre que su madre «caía en los agujeros psíquicos», como lo describió Anne, ella entraba en un centro para jóvenes. A veces, el desencadenante de sus entradas en estos centros era que la madre había sido abandonada una vez más por algún hombre, y de éstos había habido muchos. No conoció a su padre. Ella estaba muy cerca de su madre, se preocupaba constantemente por ella, y haría cualquier cosa por ella, incluso morir, tal como quedó claro en la representación. Ella siempre se había sentido mayor y más fuerte que la madre; esto fue uno de los temas recurrentes de nuestras conversaciones. Esta misma mayoría de edad era la que demostraba ante la gente habitual de su vida cotidiana, como las profesoras, los cuidadores, las amigas, etc. Esto le había proporcionado muchas reprimendas, lo que, por supuesto, le hacía sentirse muy desgraciada.

En su siguiente cita, una semana después de la representación, Anne quiso pintar. Era algo nuevo. Hasta ese momento sólo habíamos hablado. Pintó un cuadro con pequeños peces y un pez gordo, al tiempo que cantaba con una voz clara la siguiente estrofa, que a mí me conmovió bastante:

Había diez pequeños peces que nadaban en el mar.
El más pequeño dijo: Uh, mamá, no puedo más.
Mejor me quedo aquí, en el estanque caliente.
Ahí fuera están los tiburones que te comen en un momento.

En el transcurso de la siguiente cita quedó claro que Anne había regresado a su propias necesidades infantiles.

Así, he hecho muchas representaciones profundas y ligeras con jóvenes, que con frecuencia necesitaban una imagen beneficiosa que los sanara. En cuanto al modo de hacerlo, suelo trabajar con los mosaicos que forman una alfombra, pero se pueden utilizar también papeles blancos para notas en los que uno mismo o incluso el joven escribe los nombres de las personas de la familia. Existe la posibilidad de que yo vaya por todas las posiciones y de que informe de mis percepciones. O bien, de entrada, me coloco en la posición del joven que hace la representación. Si la percepción que se tiene es correcta y la persona para la que se hace la representación se siente reconocida, la mayoría de las veces se desarrolla rápidamente una imagen muy valiosa. También funciona cuando es uno mismo el que coloca a los niños en las diferentes posiciones y les hace percibir cómo se sienten ellos en las posiciones en contraposición con su propio lugar, o sea, las que les corresponden. Hacerlo de una manera u otra es algo que decido de forma intuitiva y dependiendo del tema. La única variante a este sistema es la participación de mi colega. En este caso, la puedo utilizar como «representante que salta» y el niño puede, desde su posición, acompañarla muy bien a través de los diferentes cambios y procesos.

Da igual la opción que se elija, lo importante con los niños y los jóvenes es limitarse a lo esencial y no permitir que le induzcan a uno a trabajar historias y posiciones, que aunque sean importantes y surtan su efecto, su resolución no es determinante de cara al niño. Por ello, en mi opinión, una representación no debe sobrepasar de ninguna manera el límite de los sesenta minutos.

¿Qué práctica y a qué edad?

En los capítulos precedentes ha quedado claro, a través de los diferentes ejemplos, las muchas facetas y posibilidades que ofrece este trabajo. Dependiendo de en qué contexto se trabaje se podrá elegir quizá una u otra. Lo importante es que no se pruebe algo por curiosidad, sino que se sienta un impulso, en el sentido de que se introduzca una fuente de fuerza para los niños o los jóvenes o que se observe juntos algo que para ellos es una gran carga. Cuando se desarrolla una representación, siempre compruebo una y otra vez en cada sistema si aquélla es conveniente para los niños.

El participante que tuve más pequeño en una representación junto a sus padres apenas tenía tres años y casi no sabía ni andar. Cuando hablé con la pareja, que vivía separada, mientras el niño estaba con mi colega en la sala de juegos, me di cuenta de la presión a la que estaba sometida la pareja y cómo se hacía patente en la preocupación con la que miraban a su hijo. En este tipo de conversaciones, yo me coloco siempre como representante del niño frente a los padres. Así me hago una buena idea de aquello que rodea al niño en su vida cotidiana, de sus experiencias. Puesto que sentí la presión físicamente hasta tal punto que no era capaz de respirar correctamente, decidí que el niño debía estar presente durante la representación. Les hablé a los padres de esta presión que sentía y de que creía que también su hijo debía de sentirla de forma parecida a mí, pero que naturalmente él no podía percibirla de forma consciente, sino que para él era algo perteneciente a su sistema.

Mi colega pudo observar que le gustaba mucho hacer puzles, así es que decidimos que entraría en la sala de la representación y le destinaríamos un lugar con puzles para niños. Le expliqué que también nosotros, los mayores, íbamos a hacer una especie de puzle, un puzle de la familia, y que estaría muy bien que no nos molestara mucho.

Al niño no le pareció nada raro que su padre repartiera por el suelo piezas de un mosaico y que los adultos se colocaran sobre ellas e incluso que, de vez en cuando, alguien llorara. Al contrario, siguió el proceso sin problema. En las fases que no eran demasiado emocionales, él jugaba con su propio puzle, con el que también entraba en la representación para enseñárnoslo a nosotros, los adultos, lo que no era en absoluto molesto. Cuando uno de sus padres lloraba, se acercaba a él, se colocaba a su lado y ¡lo cogía de la mano! Esto era un reflejo de algo que se había hablado en la conversación precedente, y es que el niño siempre que se acercaba a uno de los dos padres lo hacía con la intención de alegrarles y darles ánimo.

Los padres recibían de él lo que, en realidad, él debía haber recibido de sus padres. Cuando quedó clara esta imagen, el chiquillo de hecho se dirigió hacia el mosaico azul que estaba situado delante de sus padres y se sentó en él. Allí se quedó sentado mirando radiante a sus padres. Con esta imagen terminamos la representación. Este acompañamiento interno es algo que he observado en niños de todas las edades que han estado presentes en la representación de sus padres, y siempre ha sido muy conmovedor y algo muy puro.

Siempre que, en la conversación precedente, percibo que en los padres o el padre presente existe una carga sistémica, tiendo a incluir a los niños. Aquello que es problemático ya lo conocen más o menos y el alivio que deviene de una representación, cuando algo entra en el orden o algo excluido queda integrado, es una cosa que pueden experimentar directamente.

Mantengo esta misma postura cuando, por ejemplo, las mujeres embarazadas me preguntan si, aun esperando un niño, pueden realizar una representación o si esto podría llegar a ser peligroso. Este niño aún no nacido está también en pleno contacto con las dinámicas que son válidas para esta familia. Incluso, en cierta manera, ha surgido de estas dinámicas. Así, se puede incluso trabajar el hecho de que un niño aún no nacido reciba un buen lugar y que sea bienvenido. Hasta ahora, las mujeres embarazadas siempre han contado que los niños reaccionan en el vientre a ciertas preguntas decisivas, incluso a veces se puede notar.

Cuando se trabaja con niños sin la presencia de sus padres se puede dar el siguiente consejo: desde el jardín de infancia hasta la edad de entrada en la escuela se debe trabajar siempre con símbolos o con el mosaico encantado, porque ellos mismos se encuentran en la llamada «edad mágica», o sea, en la edad en la que se identifican con cuentos e historias. La representación directa con notas y piezas de mosaicos es sólo posible cuando los niños han aprendido que, frente a su «yo» y sus necesidades, también existe un «tú» y sus necesidades. Éste es un proceso que van adquiriendo poco a poco en la guardería y que resulta un requisito básico en la escuela.

¿Qué se les puede y se les debe exigir a los niños y los jóvenes?

Ésta es una pregunta que se me hace con mucha frecuencia y que yo me hago a mí misma también una y otra vez. Depende del niño que tengo frente a mí y de cómo se me presenta. Un factor importante para este aspecto es seguramente la personalidad que uno mismo tiene. En correspondencia, cada cual deberá encontrar el punto hasta el que desea llegar. Quisiera precisar que, a veces, se necesita valor para realizar un trabajo sistémico. El que vacila, muchas veces, se queda sin fuerza. Y resulta que precisamente los niños y los jóvenes son valientes y fuertes. En este punto, como adulto no se debe retroceder. Sobre todo los jóvenes están en disposición de observar y aceptar su destino con valor.

Pensemos una vez más en los dos muchachos que perdieron a su madre. Su padre estaba tan encerrado en su tristeza que no era capaz de dejar que la madre estuviera presente para sus hijos. Pero es que, para los chicos, su dolorosa falta la hacía siempre presente. Con nuestra terapia pudieron acercarse a ella, puesto que nosotros siempre la incluimos en el proceso. En ocasiones, cuando el temblor del alma era evidente, hubiéramos querido llorar con ellos.

Animamos a los chicos a que mostraran su tristeza, cosa que hicieron con gran sentimiento. Sin embargo, durante todo el tiempo de acompañamiento, el padre no se permitió este proceso a sí mismo. A pesar de ello era necesario discutir con él estos pasos. Sin que él entendiera nuestro trabajo, nunca hubiéramos osado hacerlo. A veces es una empresa arriesgada. En este caso en concreto, el trabajo en conjunto funcionó muy bien; el padre tenía total confianza en nuestro método. Y los chicos, inconscientemente, empezaron a moverse hacia la frontera del dolor respondiendo a nuestros requerimientos.

Jan, el más joven, era el único que de vez en cuando «explotaba» a causa de una tristeza demasiado reprimida. Cuando, en una ocasión, durante una cita sin razón alguna se lanzó contra su hermano mostrando una rabia desesperada, mi colega le preguntó a su hermano: «¿Sabes lo que le pasa a tu hermano hoy?». Conny respondió: «Ya me gustaría saberlo a mí. ¿No podríamos utilizar el mosaico encantado otra vez?». Así pues, le pedí que colocara una pieza del mosaico para él y otra para su hermano. Él colocó dos piezas azules a medio metro de distancia entre sí, una frentre a otra. Después le sugerí que colocara otra para su padre. El asintió y puso otra en medio de las ya existentes. Jan se mostró pretendidamente desinteresado todo el tiempo, pero estaba muy tranquilo y relajado.

Después, mi colega se colocó en la posición de Conny y dijo: «Me siento muy cansada y desconcertada aquí. Me encantaría ayudar a mi hermano y no sé cómo». Conny respiró hondo y dijo: «¡Sí, así es…!». Ahora le tocaba el turno al puesto del padre y las palabras fueron similares: «No sé lo que pasa con mi hijo y lo que puedo hacer». Cuando mi colega se puso en el puesto de Jan, miró a un lugar vacío que debiera haber sido el de la madre y dijo: «Me encuentro muy mal. No aguanto el vacío que tengo dentro…». El propio Jan miró un momento perplejo y le llevó un tiempo comprender, después rompió a llorar desconsolado. Entonces lo llevamos con su padre. Se tendió en su regazo y siguió llorando. Su hermano utilizó relajado el resto de la hora para él solo. Cuando salió, le contó a su padre muy excitado: «Papá, hemos puesto un mosaico encantado también para ti; quizá haya estado bien…».

Así fue como, empezando con las fotos y pasando por la imaginación y el mosaico encantado, hicimos una especie de transición que nos llevaba a la representación. Y la mayoría de los impulsos para el trabajo sistémico procedían de los propios chicos.

Acompañamos a los niños y también al padre, claro está, durante más o menos un año. Se correspondía con el año de luto en el que cada nueva temporada, cada fiesta y cada acontecimiento importante de la familia había de pasarse por primera vez sin la persona querida y a la que se echaba de menos. Durante todo ese tiempo, nunca pusimos una pieza del mosaico para la madre, para no forzar el recuerdo. Sospeché que no habría sido apropiado. No se trataba de falta de valor. Sencillamente habría sido exigir demasiado, si lo hubiera hecho. Y lo habría sido incluso teniendo la sensación de que la madre, con la que me sentía muy conectada, lo habría consentido, ya que el dolor de su familia nos afectaba tanto a mi colega y a mí que, a veces, cuando se marchaban el padre y los niños, nos echábamos a llorar.

Volviendo a la cuestión de la exigencia o de hasta qué punto llegar cuando los niños hacen una representación con sus padres o una parte de los padres, si, por ejemplo, aparecen temas que tienen que ver con la pareja, con reproches o culpas, hay que tener cuidado de juzgar si las informaciones que se presentan son importantes para los niños. Y es necesario conocer la dimensión en la que se pone al descubierto la culpa o la no culpa, de lo contrario uno se queda pegado a la imagen y es incapaz de buscar una buena solución o un buen lugar para los niños. La pregunta que hay que hacerse es la siguiente: «¿Qué sería peor para el niño: el saber o el no saber?». Cuando se ha llegado ya al plano sistémico con los niños, como en el caso de los chicos que perdieron a su madre, lo peor sería el no saber. En los casos de separación o divorcio, por ejemplo, casi siempre existen reproches y cargas entre la pareja. A pesar de ello es posible, en las representaciones con niños y jóvenes, con independencia de ello, encontrar un acceso a aquello conjunto que une a los padres. Lo más importante para que esto se consiga ya lo tenemos: ¡el propio niño! Es el testigo del amor que una vez existió y fluyó en la pareja. Lo importante que esta imagen llega a ser para el niño es algo que el lector puede leer en la tercera parte de este libro en dos representaciones ejemplares.

Lo que pueden hacer los padres

Para empezar, lo más importante es que los padres tomen en serio todo lo que hagan sus hijos. Y además sin restricciones. Ningún niño o joven se comporta de forma extraña voluntariamente. Muchos padres se sienten personalmente ofendidos o atacados cuando sus hijos sueltan amarras o se unen a un grupo, cuyos ideales son contrarios a los de la casa familiar. Cuando los padres comprenden que sus hijos reaccionan y no sólo accionan, se produce en ellos un cambio de dirección respecto de su propia persona y su propia historia. Y entonces es cuando pueden decidirse a observar lo que es tan gravoso en su historia que, incluso, afecta a sus hijos, ejerciendo un efecto negativo en ellos. Muchos adultos posiblemente no quieran mirarse a sí mismos; tienen miedo de enfrentarse a lo que puedan ver.
La consecuencia es clara: si ellos no miran, alcanzará a sus hijos sin remedio. Los niños son los últimos y los más débiles del sistema. Cuando los padres rehúsan estos pensamientos, se puede deducir, por lo general, que interiormente ellos aún no son adultos y, en cierto modo, continúan unidos a sus padres. De lo contrario no colocarían sus necesidades por encima de las de sus hijos. Responsablemente, los padres adultos son capaces de cargar con algo con tal de que sus hijos se conviertan en personas sanas y libres. Esto está en la base de la naturaleza de la vida.

Lo que pueden hacer los terapeutas

Muchos padres son incapaces de sacar una imagen de una representación, ni siquiera cuando sus hijos están presentes y se percibe claramente que soportan una carga. Nunca me he encontrado con un niño que no aceptara una imagen. Como terapeuta es, pues, mi primera obligación observar educadamente a los padres durante la representación para que éstos no pierdan «autoridad» ante sus hijos. Eso no significa que no los anime a expresar aquello que yo veo o que se puede percibir. Pero, en ningún caso, los puedo mirar de mala manera, porque eso tendría un significado para la mente del niño. Por lo general todo va bien porque siempre puedo mirar al niño que representa el lado no culpable de los padres.

Sólo hubo un caso en el que me hubiera gustado sacudir a una madre para ver si conseguía despertarla de una vez. Una madre vino con su hijo de dieciséis años a nuestra consulta, porque la situación con el chico se había hecho muy difícil, llegando éste a ponerse violento con ella. En la conversación precedente con la madre, ésta, una mujer con un gran sobrepeso, a diferencia del chico, que era muy delgado, le hizo reproches al muchacho sobre todas las cosas que no hacía bien o de las que tenía la culpa, etc., que a mí me resultaron muy desagradables. Fue como si le echara encima un cubo lleno de la peor basura. El chico, resignado, lo soportaba. En la representación que hicimos después, fue aún peor. Ella estaba de pie delante de su hijo, cargada de compasión por sí misma y diciendo cosas como: «Ya no te quiero», «Me has arruinado la vida completamente». Después dijo cosas como: «Quiero morirme», «Me odio». El chico estaba muy tranquilo. Yo le reflejé a la madre lo despiadada que era con su hijo; ella no lo comprendió. No era nada extraño que el chico, en su desesperación, intentara acceder a su madre a través de la violencia. Estaba claro que aquellas palabras no le correspondían al muchacho, sino al padre del joven, que hacía mucho tiempo que no vivía con ellos, y, en último término, al propio padre de la madre. Aunque ésta vio las imágenes no quiso aceptarlas; ¿por qué sería?

Sin embargo, para el joven, la representación fue importante, porque su mente pudo comprender qué era lo que contemplaba su madre. Me llamó mucho la atención lo digno que estuvo en la representación, aunque su madre le tratara de mala manera. A pesar de esto, él la quería, eso estaba claro. La madre no cortó con los reproches y la autocompasión hasta el final de la representación. Por terrible que me pareciera, tuve que reconocer que aquel comportamiento de la madre formaba parte del destino del chico. Como terapeuta hay que tener claro que sólo se va a poder ejercer efecto en una pequeñísima parte del destino de la familia.

La dimensión temporal

Muchos procesos familiares, en los que nosotros actuamos como asesores, no duran más allá de entre tres meses y medio año, en tanto en cuanto no se trate de la solución de acontecimientos traumáticos actuales. Cuando pienso en lo que se tardaba antes, es decir, sin el método de la representación familiar, en resolver terapéuticamente un caso relativo a la familia y los niños, veo una gran diferencia. Era habitual que las familias con problemas vinieran a la consulta durante uno o dos años. Aún era más problemático cuando los niños tenían que acudir solos a la terapia durante tanto tiempo.

Desde hace algunos años, nuestro instituto trabaja ayudando a los jóvenes en colaboración con la oficina de ayuda al menor de Hamburgo. Por nosotros pasan casos difíciles, sobre todo asesoramiento en los casos de divorcio o separación, asesoramiento para la educación, pero también tratos con mediación y casos en los que se trata de varios chicos que han salido de la familia. Puesto que estos casos suelen ser muy complicados, los ayudantes de la oficina del menor están acostumbrados a que el asesoramiento y la ayuda que les brindamos lleve un largo tiempo. Las terapias que duran más de un año no son nada raras. Así pues, para los centros que trabajan con nosotros fue una sorpresa ver lo rápido que se evolucionaba o incluso se lograba una solución con el nuevo sistema.

Me gustaría dar el ejemplo de la señora T., que vino a vernos con su hijo Paul, de dieciséis años, por consejo de la oficina de ayuda al menor. La madre se dirigió a dicha oficina por los problemas que tenía con su hijo. Ella estaba casada por segunda vez. Su primer marido, el padre de Paul, se separó de ella y también del niño. Paul tenía una hermana menor, hija también de la señora T., que sí vivía con su padre y su segunda mujer. Paul veía a su hermana y a su padre regularmente. El contacto entre la madre y la hija se había reducido prácticamente a algunas llamadas telefónicas los días de fiesta. El padrastro de Paul estaba muy enfermo. Como no se llevaba muy bien con él, el chico buscaba y provocaba disputas todo el tiempo. La situación se había agravado tanto que Paul se le había enfrentado con un cuchillo y lo había amenazado. La madre no podía más; no tenía fuerzas para continuar. Llamó a la oficina de protección al menor y les pidió que le buscaran a Paul un grupo de jóvenes vigilado con el que pudiera vivir. La oficina nos mandó a la familia para:

- que delimitáramos más claramente los límites del problema de la familia;
- determinar la posición de cada miembro de la familia;
- poner de relieve los problemas de comunicación entre Paul y su madre y su padrastro, mostrando y facilitando una nueva orientación de ellos;
- aclarar qué perspectivas tenía Paul todavía dentro de la familia.

Éstos eran los objetivos de la oficina de ayuda al menor para este proceso de asesoramiento que se preparaba con vistas a una posible localización no estacionaria de Paul, por lo que paralelamente ya le estaban buscando un grupo de jóvenes vigilado con el que pudiera vivir.

La señora T. vino, pues, a la primera conversación conmigo acompañada de Paul. Habló de la escalada de violencia que se vivía en casa y de que le asustaba mucho. Y, sobre todo, de las desavenencias entre su segundo marido y Paul. Me dijo que estaba decidida a que Paul se marchara de casa, por lo menos por algún tiempo, porque sus nervios no aguantaban más. Paul estaba muy crecido para sus dieciséis años; hubiera pasado por veinteañero y tenía un problema de habla. Él contradecía a su madre en lo que se refería a la situación familiar, intentando explicarla desde su punto de vista, incluidas las desavenencias con el padrastro. Tanto la madre como el hijo no parecían enfadados el uno con el otro, sino más bien resignados y sin saber qué hacer. Resultaba claro que serían eficaces algunas dinámicas profundas. La separación no digerida y toda la situación con el padre de Paul eran igualmente una carga. Puesto que, a través de la conversación, no se podía dilucidar qué pasos habría de seguir mi ayuda para ambos, les pregunté si se atrevían a hacer una representación familiar con mi colega. Ambos aceptaron la propuesta.

En la representación se puso de manifiesto que la señora T. «nadaba entre dos aguas» (su marido actual y Paul), tal como ella misma lo definió. Por otro lado estaba claro lo cerca que Paul se encontraba de su madre y cómo la protegía, lo cual era muy llamativo dada su corpulencia. Ella hizo la vista gorda con el lugar que representaba al padrastro; Paul era un buen apoyo para ella. Cuando a ésta se le hizo más evidente el lugar del padrastro, le resultó muy desagradable y declaró que prefería esconderse detrás de Paul: ¡aquí teníamos la verdadera razón de por qué Paul se tenía que ir de casa! Paul dijo que él siempre cuidaría de su madre y la protegería, tal como venía haciéndolo desde tiempo atrás.

Además, se evidenció lo mucho que Paul echaba de menos a su hermana, que vivía con su verdadero padre. Cuando se colocó el lugar que representaba al padre, Paul se sintió bastante mejor. La señora T. era consciente de cuánto había sufrido Paul por ella y por su historia. Los dos, madre e hijo, estaban muy conmovidos.

Al mismo tiempo quedó claro que Paul contemplaba también como posible solución su entrada en un grupo de jóvenes vigilado en el que vivir, al menos como una solución momentánea. Madre e hijo coincidieron en esta salida de forma amistosa y sin resentimiento del uno hacia el otro. La señora T. quería utilizar el tiempo para estabilizarse personalmente. Se acordó que se explicaría a la oficina de ayuda al menor aquello de lo que habíamos hablado. Desde el punto de vista del requerimiento de la oficina, todo parecía aclarado en una sola cita.

La oficina también lo contempló así. Se ocuparon, pues, de buscar un alojamiento para el chico. Una semana después de la cita para la representación, la madre volvió a mi consulta y me contó que Paul ingresaría al cabo de un mes en un grupo de jóvenes con los que viviría bajo vigilancia. Ambos habían ido juntos a visitar el lugar y les había parecido bien. Ella veía ahora la posibilidad de enfrentarse a sus problemas físicos y psíquicos y, de hecho, ya había dado el primer paso: había solicitado una cura psicoterapéutica. Parecía muy aliviada y relajada, y nos transmitía saludos de parte de su hijo, al que al parecer también le iba muy bien.

Puesto que, en muchos casos, las dinámicas casi siempre se hallan muy profundas y no son fácilmente reconocibles, seguramente para el sistema y también para los colaboradores de la oficina del menor es un punto de ayuda esencial conseguir, a través del punto de vista fenomenológico, una imagen de lo que de verdad puede ser eficaz. Frecuentemente, estas imágenes se contradicen con muchos de los primeros informes y conclusiones.

Acabo de describir un caso en el que la colaboración entre la oficina de ayuda al menor y nuestra consulta de asesoramiento ha funcionado perfectamente. En el día a día profesional hay también otras experiencias y no todos los casos se solucionan tan rápido. Sobre todo cuando los colaboradores de la oficina de ayuda al menor no conocen el trabajo sistémico, les resulta difícil comprender nuestros resultados u observaciones. Llevan mucho tiempo atendiendo a familias que viven bajo circunstancias complicadas y tienen una clara imagen de ellas como, por ejemplo, cuando se trata de una pareja separada que lleva años peleándose por la custodia de los niños. El colaborador nos pasa así información del tipo de que una de las partes está bloqueando la búsqueda de una solución de acuerdo. Con frecuencia, el trabajo sistémico nos muestra que los verdaderos bloqueos suelen proceder de lo más profundo de dicha parte de la pareja, y que esto es algo que no puede ver el colaborador de la oficina de ayuda al menor. Cuando los padres descubren esto con nuestra ayuda, por lo general, se abre de nuevo una vía de colaboración. O en algún caso queda claro relativamente rápido que no hay ninguna posibilidad de cambio, aunque en el plano superior se haya hecho como si se hubieran aceptado los ofrecimientos de ayuda. Así pues, a veces, lanzamos el mensaje de que hay algo que se está moviendo donde el colaborador de la oficina de ayuda al menor sólo ve quietud, y viceversa, allí donde él ve movimiento, nosotros no observamos ninguna posibilidad de cambio. Nuestra experiencia nos dice que nuestros mensajes suelen ser muy certeros; lo que normalmente sucede es que el colaborador de la oficina de ayuda al menor generalmente necesita más tiempo en su trabajo para llegar a nuestros mismos resultados. Esto hace que, con frecuencia, se cree curiosidad por nuestro trabajo, lo que facilita la iniciación de conversaciones.

Y así es como este tipo de trabajo va haciendo su entrada hasta llegar a lo más profundo del ámbito de la ayuda a los jóvenes y la familia, y lo hace sin que nada pueda pararlo.

Parte III

El alma conoce el camino

Algunos ejemplos de representaciones

En esta última parte del libro quisiera presentar algunos ejemplos de representaciones con niños y jóvenes que se me han quedado especialmente en la memoria. Para que sea claro el movimiento, el cambio, de la mente abordaré con especial detalle las observaciones y los diferentes pasos.

Una representación útil se basa, por un lado, en una buena observación y percepción de hasta los más pequeños cambios en el lenguaje corporal y la mímica, es decir, en una mirada muy enfocada y, por otro, en una apertura interior y en un dejarse guiar. Justamente en el trabajo con niños y jóvenes, uno se puede dejar guiar perfectamente, puesto que el lenguaje de su mente aún es puro y muy auténtico. Con los adultos, a veces experimento que, en las representaciones, intentan, más o menos conscientemente, dirigirme por caminos falsos. Nunca he experimentado algo así con niños o jóvenes. Éstos siempre me han llevado directamente allí donde estaba la necesidad, con la esperanza de que hubiera alguien ahí que pudiera mirar a su alrededor y expresar lo que ve sin miedo, con valentía. Y cuando se mira a los ojos de estos niños, cuando se sienten reconocidos, uno se ve unido a la corriente de la vida en todas direcciones. Se vislumbra quiénes están detrás del niño y quiénes estarán delante. Este trabajo alcanza, pues, también al futuro de nuestros hijos. ¿Existe acaso una motivación mejor para trabajar con niños? La mente conoce el camino.

«Ya no tengo familia» – Alice, 14 años, bulimia

Una pareja separada vino a nosotros con su hija Alice de 14 años. Alice tenía un hermano dos años menor que ella, Björn, que no vino. Desde la separación de sus padres hacía dos años, la chica vivía con su padre. Björn, con la madre. La señora W. admitió que, durante muchos años, Björn había ocupado el primer plano en todo momento. De pequeño había estado enfermo continuamente, pues padecía una importante neurodermitis. El niño ya se encontraba mejor, pero ahora era Alice la que estaba extraña.

Ésta era la razón de su venida a nuestra consulta. A los padres los había unido la preocupación de que su hija se les iba de las manos; de hecho, la madre había creído reconocer desde hacía un tiempo síntomas de bulimia. Alice se comportaba de forma agresiva, le había robado al padre veinte euros hacía poco; era imposible realizar ningún pacto con ella, no se podía confiar en ella. Alice decía con frecuencia la frase: «Yo ya no tengo familia».

La impresión que causaban los padres ya en la primera conversación era muy distinta: la madre actuaba como una mujer claramente separada, pero en su función de parte de los padres se esforzaba por observarlo todo junto a su marido. El padre no daba la impresión de estar separado; siempre hablaba de «su mujer» y admitió que la separación había sido algo doloroso para él y que había pasado porque él no había sabido captar las señales de su mujer a tiempo. Él era un hombre de negocios y se pasaba mucho tiempo de viaje. Les comenté a los dos que, para la próxima cita, vendría bien hacer una representación de la familia, a la que también estaban invitados los niños, para ver, en realidad, dónde tenía cada uno su lugar en el sistema.

Paralelamente, la conversación que tuvo mi colega con Alice nos dio información sobre el hecho de que, sobre todo, desde la separación de sus padres, ya no sabía a dónde pertenecía. Dijo que tenía la impresión de que la separación era un tema recurrente de la familia, a pesar de que ambos padres tenían una nueva pareja, aunque no vivían con ella. No se sentía apoyada por sus padres, sino más bien cuestionada siempre. Admitió también de forma autocrítica que había abusado en el pasado de la confianza de sus padres. A la pregunta sobre sus problemas alimentarios contestó que ya casi los había superado, que habían ocurrido hacía un año y que, por entonces, había vomitado casi cada día, pero que ahora sólo lo hacía una vez al mes, en momentos de mucho estrés. Mi colega le dijo que veía que estaba siempre en busca de su lugar y de orientación, y ella lo confirmó. También le habló mi colega de una posible representación de la familia para la próxima cita y le aclaró cuál era la función de este método. Alice hizo entonces hincapié en que creía que su hermano tampoco se sentía bien y que debía acudir a esa cita también.

Efectivamente, a la siguiente cita aparecieron los cuatro, o sea, toda la familia, que, a pesar de la separación de los padres, era la impresión que causaban.

Hice que el padre expusiera su imagen interna con las piezas de mosaico. Después les pedí a todos que ocuparan su lugar. Estaba claro que Alice estaba muy unida al padre, con el fin de consolarle de la pérdida de la madre a causa de la separación. El señor W. confirmó esta imagen. Alice había sido para él una ayuda esencial en aquel proceso doloroso. Resultó evidente que este lugar era una carga excesiva para Alice. Su hermano, por el contrario, se colocó muy cerca de su madre y reclamaba toda su atención. Tampoco él se sentía bien en esa posición. La señora W. no percibía bien a su marido. Puesto que los dos niños estaban situados tan cerca de uno de los padres, consecuentemente no actuaban como hermanos entre sí. Cuando se los colocó a alguna distancia de sus padres, se pudo percibir claramente el alivio que supuso para ellos. Se esforzaron por no llorar. Sobre todo Björn se alegró muchísimo de poder estar junto a su hermana.

En la madre se produjo la transformación de que, de golpe, fue capaz de ver a su hija, mientras el padre fue capaz de mirar a su hijo. Los dos confirmaron que esto era muy nuevo, pero mucho mejor. Los niños se sentían más libres y más observados. Sobre todo en el niño se veía lo que echaba de menos al padre. Aunque intentaba ocultarlo, no lo conseguía. Coloqué al niño junto al padre e hice que lo abrazara. Björn se quedó muy impresionado y lloró. Cuando vi la mirada de Alice, hice que ésta se acercara también a la madre y que esta última la abrazará igualmente. La consecuencia de estos movimientos fue que todos se pudieron acercar y que los dos padres abrazaban a los dos hijos. Un proceso bonito. Después se volvió a colocar cada uno en su puesto. De esta manera, los padres podía percibirse como padres y mirarse el uno al otro amistosamente. Dejé esta imagen tal como era.

Al despedirse la familia tuve la impresión de que había algo que aún dormitaba en Alice, pero que no podía determinar. Una semana después me puse en contacto de nuevo con la madre y ésta me dijo que Alice no estaba bien. Fijamos una cita para ella, a la que no acudió ni dio ninguna disculpa. La siguiente cita fue con la madre y la niña juntas. Alice dejó claro que ella no necesitaba ninguna ayuda, porque en su opinión todo iba bien. La madre dijo que siempre estaría al lado de su hija, pero que ya no tenía ninguna pretensión respecto a ella, que ya estaba cansada de eso. En conjunto, la situación parecía de resignación. Y así fue como se marcharon.

Hubo algunos contactos telefónicos con la señora W., en los que ésta buscaba ayuda porque las cosas se habían complicado de nuevo con Alice. El padre, por el momento, estaba mucho de viaje por el extranjero, con lo que no pudimos establecer una nueva cita hasta casi un mes después. En esta ocasión, ambos padres contaron radiantes que había habido un cambio muy positivo. Como consecuencia de la representación se había producido un traslado beneficioso para todos: Alice había decidido vivir con su madre; se había preparado un cuarto en casa de ella y parecía que ambas se llevaban muy bien. La señora W. contaba muy impresionada que incluso, hacía poco, Alice la había sorprendido con una comida que ella misma había hecho sólo para las dos. Antes de tomar la decisión, Alice le había preguntado a su madre si su padre se enfadaría cuando se enterara de que quería mudarse. Pero es que echaba de menos también a su hermano. Cuando la señora W. le dijo que no, se adjudicó un cuarto, lo limpio, le sacó brillo a los cristales de las ventanas y, por así decirlo, tomó posesión de su lugar. A su padre lo visitaría siempre que quisiera.

Como consecuencia de este cambio, Björn se unió más al padre, pasaba mucho más tiempo con él, lo que resultaba muy beneficioso para ambos. El padre estaba muy entusiasmado con su hijo y hablaba de todo lo que hacían juntos, lo mismo que hacía la madre respecto de la hija. Ambos padres confirmaron que, desde la representación de la familia, siempre tenían presente la imagen que allí se había originado y que había sido una ayuda esencial para ellos. También parecía haberlo sido para los niños.

Alice y Björn se encontraban los dos en la edad de la pubertad. Por ello, la chica necesitaba a su madre como orientación, y el niño necesitaba al padre. Puesto que los chicos antes cumplían con ciertas «tareas» de cara a sus padres, este cambio necesario para ambos no era posible. Gracias a la representación, que sacó a la luz estos lazos inconscientes, «secretos», a toda la familia le fue posible orientarse de forma totalmente nueva. Sobre todo para la chica era especialmente difícil abandonar la posición que tenía respecto de su padre; sentía incluso cargo de conciencia por dejarlo solo. Pero el cambio que realizó su mente fue más fuerte.

«El recuerdo» – Nadine, 13 años, anorexia

Nadine tenía trece años y vino con su madre a nuestra consulta. Era anoréxica desde hacía cuatro años. Nada más atravesar madre e hija la puerta, no sólo me llamó la atención lo extremadamente delgada que estaba la chica, sino también el aspecto de chico que tenía, y no sólo por la delgadez. Se vestía como un muchacho y también adoptaba las posturas, los ademanes y los gestos de un chico.

Nadine estaba con mi colega mientras yo hablaba con la madre. Ésta me contó que la hija decía cosas como que con ella se tenía que morir de hambre y que no podía llenarse nunca. Además se comportaba de forma agresiva frente a su madre. Para la madre era totalmente incomprensible la escena de colocarle la comida delante y que ella no se la comiera porque, supuestamente, no estaría buena, no sería la adecuada, estaría asquerosa, etc. Pero, por ejemplo, si le servían los mismos platos en casa de una amiga, se los comía sin problemas y además recalcaba lo buenos que estaban, todo esto según la madre. La muchacha le contó a mi colega algo paralelo, que no le daban suficiente de comer, que no se podía llenar y que ¡siempre tenía que estar comprándose algo de comida! Era evidente que estas imágenes tenían una influencia seria en su cuerpo.

Estaba claro que la ayuda en un plano superior (por ejemplo, presentándole su comida preferida, ejerciendo un control, prometiendo recompensas, etc.) aquí no serviría de nada, no cambiaría nada. Para la chica significaba que su mente necesitaba una imagen que le hiciera comprender el cambio interno. Igualmente sorprendente era esa apariencia de chico a la que me refería antes. Nadine sólo estaba interesada en los típicos temas de chicos, además sólo tenía amigos varones; le gustaba jugar al fútbol, ver películas de acción etc. Tenía dos hermanos mayores, un hermano y una hermana. El padre no vivía con ellos, porque los padres se habían separado cuando Nadine tenía tres años. No obstante, mantenía un contacto regular con el padre.

Mientras yo le explicaba a la madre cómo funcionaría la representación que iba a tener lugar, ella me expresó sus dudas de poder representar una imagen inicial. No tenía ningún acceso a sus imágenes internas. Por otra parte, mi colega también le habló a Nadine de la representación que se haría y la chica se puso muy excitada de repente; le contó directamente a mi colega qué imagen interna tenía y quería empezar a representarla ya. De hecho, lo hizo oralmente. Llegado el momento de la representación, resultó un hecho que la madre era incapaz de presentar una imagen inicial utilizando las piezas de mosaico. Así pues, le pedí a Nadine, que no paraba de moverse nerviosamente, que lo hiciera. Ella se levantó y dispuso una imagen que rápidamente se mostró cargada de energía. La madre se quedó sin habla.

Nadine se colocó directamente junto a la madre, en el lugar que normalmente pertenecería a la pareja de la madre o al padre de Nadine. A éstos los colocó Nadine, por el contrario, junto a los hermanos, en la posición de los niños. Mi colega, representando a Nadine, empezó por lanzar un mensaje desde el lugar que la chica ocupaba. Se sentía grande y arrogante frente a su madre, mientras ésta cada vez parecía ser más pequeña. Mi colega habló: «Yo soy el hombre de la casa». La madre asintió y contó que, de hecho, sentía el mismo desamparo frente a su hija que percibía en el día a día. Nadine dijo desde un extremo de la sala, después de haber dejado que su imagen surtiera efecto: «Es que si no se habría colocado aquí la amiga de mamá y yo la odio».

Así se dedujo que la madre, después de la separación del padre, se había buscado una pareja femenina. Esto era tan insoportable para la chica que tenía que ocupar el puesto del padre costara lo que costara. Al introducir a la amiga en la representación se hizo evidente que esta última no quería tampoco ocupar ese lugar, sino que prefería colocarse mejor un poquito aparte. Esto provocó en Nadine el primer gran suspiro de alivio. Para la madre, esta imagen también era nueva y le provocaba por primera vez el miedo a la pérdida.

Cuando realicé el primer cambio y puse a Nadine en la posición de un niño junto a sus hermanos, y al padre al lado de los adultos, aunque un poquito separado, se percibió una cierta relajación. Pero Nadine, que por sí misma estaba dentro de la representación, se sentía muy intranquila en su posición como última de los hermanos. Le pregunté dónde le gustaría situarse y me dijo que entre los dos hermanos. Le permití que se pusiera allí y, sorprendentemente, esta posición resultó aceptable para todos. Me di cuenta de que Nadine otra vez tomaba el jovial aspecto de un chico y le pregunté a la madre si faltaba alguien en el orden de los hermanos. La madre dijo que entre los dos primeros hermanos había habido un aborto en la semana número once. Coloqué de nuevo a Nadine en el último lugar y puse en medio de los hermanos una pieza de mosaico azul para representar a un chico. Nadine se tranquilizó completamente y se le relajó la expresión del rostro. Dijo: «¡Siempre había querido tener otro hermano e incluso había elegido el nombre de Rico para él…!». Cuando mi colega se colocó en este lugar, la tranquilidad y la fuerza inundó el sistema en todos los participantes. Mi colega representó a este hermano y le dijo a Nadine: «Te agradezco que hayas conservado tu recuerdo de mí». Nadine resplandeció. La madre, muy afectada, lloró. Permití que le dijera a Nadine: «Ahora lo entiendo y te lo agradezco». Así dejamos la representación. Nadine estaba doblemente cargada en el sistema: por un lado, en el lugar del padre y por otro, en el lugar del hermano no nacido.

Una semana después, en una conversación telefónica posterior, la madre me contó que en su familia habían cambiado mucho las cosas. Que veía a su hija con otros ojos y que el desamparo había desaparecido. Ya no había confrontaciones y la cuestión de la comida también había mejorado. Nadine le había contado a la madre que le gustaría ir a vivir con su padre. Nadine nunca le había desvelado a su madre este deseo secreto, como yo sabía por la conversación que también mi colega había tenido con Nadine.

Nadine le dijo a mi compañera que a los primeros que había hablado de Rico era a sus hermanos y que éstos también se habían excitado mucho. Después les había contado la representación con todo detalle. Desde entonces se entendía mucho mejor con ellos. Para acabar la conversación, la chica le preguntó algo a mi colega con timidez: «Yo he conservado el recuerdo de Rico, pero ¿debo seguir conservándolo para siempre?». Mi colega le explicó que estaría bien que lo hiciera, porque el hermano era visible ahora para los otros también y había sido aceptado en sus mentes.

Mi colega me dijo más tarde que, a través del teléfono, pudo percibir que Nadine se había quitado un tremendo peso de encima. Así pues, no tenía que seguir llevando dos vidas, sino que por fin podía dedicarse a su propio desarrollo como mujer.

«We are family» – Till, 11 años, alteraciones de la conducta

La señora Z. vino a nosotros porque la relación con su hijo de once años, Till, se estaba haciendo muy difícil. Ella habló de una «relación de batalla» y ya le había rondado la idea de ingresarlo en un centro para jóvenes. Nos dijo que su relación, en realidad, siempre había estado cargada; siempre había tenido problemas de cercanía y distancia con su hijo.

Ella se había ocupado sola de educar a su hijo y vivía separada del padre del niño desde que éste nació. La señora Z. admitió que su pareja había reaccionado con una seria neurodermitis a su embarazo y el resultado había sido que él se había dado cuenta de que tenía que separarse. Ella se sintió muy decepcionada por este hecho. No obstante, él llamaba regularmente para preguntar por el niño, aunque hasta hacía un año no había tenido con él un contacto directo. Till conocía a su padre desde entonces, ambos se entendían bien y tenían encuentros regulares en los que siempre hacían algo. De hecho, Till debía vivir un año con su padre, pero éste se había echado atrás, porque su nueva pareja no lo tenía claro.

La señora Z. ya no podía aguantar más el comportamiento impositivo de su hijo. En la cita dedicada al chico con mi colega, ya pudo verse que Till quería controlarlo todo, que reaccionaba tajantemente rehusándolo todo o caía en la provocación. Se le veía muy desconcertado e inestable, buscando constantemente limitaciones que pudiera sobrepasar con su comportamiento. Otra cosa extraña que observó mi colega en él era su inaccesibilidad.

Le pregunté a la señora Z. si le había hablado de estas dificultades con Till al señor L., su padre. Me dijo que no, porque no quería pasar por una mala madre. Le propuse que volviera a una próxima cita en la que sería conveniente que ambos padres estuvieran presentes. El señor L. no se hacía muy accesible. En nuestra cita me dijo que, desde hacía tiempo, tenía la impresión de que Till se le iba de las manos. Parecía muy agobiado y me dio la impresión de que una parte de él no estaba presente. Aquí tenemos la imagen reflejada de la inaccesibilidad de su hijo. Le hablé de la percepción que yo tenía de él y del reflejo de este comportamiento en su hijo. El señor L. se quedó muy sorprendido, pero no lo cuestionó.

Ambos padres parecían dos personas que se asombraban de que tuvieran algo ver el uno con el otro y, en realidad, eran incapaces de ocupar el lugar que les correspondía. ¿Cómo se traduciría esto en su hijo? Acordé con ambos que en una sola cita haríamos una representación de la familia para buscar un buen lugar para Till. Los animé a que trajeran a su hijo, puesto que éste había estado relacionado toda su vida con aquello que les pasaba a ellos. Querían pensárselo.

Llegó la cita y aparecieron con Till. Éste fue el que primero entró en la sala. Les pedí a los tres que se sentaran en un banco para explicarles lo que íbamos a hacer juntos ese día. Ya quedó claro aquello que el chico ansiaba tanto, lo que le afectaba y todo lo que maquinaba: primero se sentó entre sus padres, después se tendió sobre sus dos regazos y unió así a ambos padres con su cuerpo. Mientras yo les explicaba a los padres cómo funcionaba la representación y lo que haríamos (en realidad, se lo estaba explicando otra vez a sus padres para él), él cambió la posición del torso unas veces hacia la derecha y otras hacia la izquierda, incapaz de decidirse por una postura. No obstante, escuchaba todo el tiempo muy concentrado.

Le pedí al señor L. que se levantara y que representara su relación triple con las piezas de mosaico. Colocó la pieza suya en un lugar y la de su hijo enfrente. La de su mujer la puso junto a sí, aunque un poco hacia un lado y con mucho espacio de por medio. De esta forma, la pieza que representaba a Till estaba situada exactamente entre los dos y enfrente de ellos, un poco más alejada de la madre. Les pedí a los adultos que ocuparan su lugar y le pregunté a Till si quería también ocupar el suyo. Se negó. Le pregunté si quizá le parecería bien si mi colega lo representaba y ocupaba su posición. Le pareció bien. Así pues, mi colega se situó en dicho sitio.

Till dejó que la imagen de mi colega situada en medio de sus padres surtiera su efecto en él durante un momento, después se sintió muy inquieto y me preguntó si podía ir a buscar un cojín de la sala de al lado para sentarse, pues quería ponerse cómodo. Yo se lo permití y se sentó de manera que pudiera verlo todo bien (el cojín también se utiliza con fines terapéuticos. Está relleno de bolitas de *styropor** que permiten que se adapte totalmente al cuerpo de la persona que se sienta, mandando un mensaje sobre la situación de los músculos, los tendones y las articulaciones, lo que causa un efecto relajante y tranquilizante. Los niños especialmente inquietos utilizan este cojín intuitivamente).

En este punto, les pregunté a los padres cómo se encontraban en sus puestos. La señora Z. miraba al vacío, se sentía muy triste y sola y quería ver a su hijo. El señor L. sintió una gran excitación, unida a fuertes latidos del corazón. El contacto visual con su hijo le dio una buena sensación. Lo que le molestaba era tener a la señora Z. a su espalda.

Mi colega expresó desde el lugar de Till que se sentía muy estresado y que lo más estresante era mirar de un padre a otro, sin poderse decidir. Till asintió en su cojín absorto en sí mismo. Aunque exteriormente estaba sentado, interiormente participaba de lleno en la representación. Yo coloqué a los padres uno junto al otro, aunque con una clara distancia entre ellos. Les pregunté si había reproches que no se habían dicho entre ellos. La señora Z. asintió y le reprochó al marido todos los años que no había estado presente. El reproche de él fue que había utilizado el embarazo para retenerlo. Y dijo: «Ahora ya estoy aquí». Cuando les pregunté a los dos si querían tener a Till, los dos asintieron fuertemente. Hice que cada uno le dijera a Till: «Te quiero». (Puesto que Till estaba sentado detrás de mi colega que lo representaba, la frase fue directamente a él.) Till percibió que aquello era totalmente verdad y su mente recibió la imagen de que esta verdad era lo esencial para él en la historia de sus padres. Así es que respiró profundamente.

Mi colega, desde su posición de representante, lanzó el mensaje de lo cansado y cargado que se sentía al ser contemplado por los dos padres. Justo en este momento, Till ya no aguantó más en el cojín, se levantó y se dirigió a la representación. Entonces se colocó en cuclillas ¡detrás de su

---

* [*N. de la T.*] Styropor es el nombre comercial del poliestireno expandible.

padre! Puesto que ese lugar es el que, según el orden de la familia, debería ocupar el padre del señor L., tuve claro enseguida lo que Till quería decir al ocuparlo: quería apoyar a su padre. Le dije claramente, y sin lugar a equívocos, que estaba sentado en la posición de su abuelo. Casi aliviado dejó ese lugar y se fue de nuevo a su cojín. Mi colega expresó su percepción ante aquella acción de Till y dijo: «A mi padre le costó más». A lo que Till respondió desde lo más profundo de su mente: «Eso es verdad».

Aquí se ponía de manifiesto la seguridad con la que los niños comprenden las dinámicas profundas que resultan efectivas en su sistema y de las que los adultos, con frecuencia, no son conscientes. Hice que ambos padres se giraran y quedaran uno frente al otro. El señor L. no podía mirar a la señora Z. porque lloraba. Le pedí que, no obstante, a pesar de su dolor, la mirara. Cuando ella lo vio se sintió conmovida. Estaba claro que el padre, por amor a su hijo, se había mantenido en la penumbra los primeros años, porque pensaba que era mejor para su desarrollo infantil. Y estaba claro cuánto le había costado emocionalmente esta renuncia. Declaró que la madre había podido acompañar a Till en todas sus evoluciones, pero que a él le faltaban todas estas experiencias. ¡Diez largos años! Y qué contento estaba ahora de poder estar con su hijo. Permití que la señora Z. le dijera: «Lo siento». Bien podía decirlo porque era lo apropiado. Y dijo que ahora la participación del padre estaría más clara.

Till, desde su cojín, miraba alternativamente a uno y otro; su desconcierto y su necesidad podían percibirse de forma muy clara. Hice que ambos padres se dirigieran a él y le dijeran: «Como padres, nosotros decidimos juntos por ti». Se veía que interiormente Till no contemplaba a estas dos personas como una pareja de padres. Le volví a preguntar si quería ocupar su lugar. Se levantó y se sentó detrás de sus padres, mirando por entre sus piernas a mi colega, y dijo: «Que lo haga ella».

Mi colega, pues, se sentó delante de sus padres y apoyó la espalda contra ellos. Entonces, Till se subió a una colchoneta que estaba apoyada contra la pared y, así desde una cierta distancia y con comodidad, contempló el transcurso de los acontecimientos. Se veía muy bien lo afectado que estaba y que percibía su propia necesidad, de tal manera que sólo desde esa distancia era capaz de aguantar. Los padres pusieron una mano sobre la cabeza de mi colega, que estaba sentada delante de ellos, aunque miraban a Till. Éste a su vez miraba todo la imagen, a mi colega, a la que le sobrevino una gran tristeza y nostalgia. Era evidente que, en ese momento, Till veía en su mente a sus padres como una unidad. Se encontraba sentado ahí arriba como hundido y miraba y miraba…

Si hubiera ocupado su lugar en la representación, la experiencia no habría sido tan impactante, tan vívida, porque se habría cerrado al menos hasta un cierto grado a los sentimientos que iban apareciendo. No podía deducir de su experiencia que los adultos estaban junto a él para apoyarlo; él estaba acostumbrado a resolver las cosas solo y a desarrollar sus propias estrategias para solucionar los problemas.

Una vez que Till aceptó esa imagen dentro de sí completamente, de golpe cambió su postura corporal. Estaba muy despierto y preguntó si la amiga de su padre no era importante también. Yo le pregunté si lo era para él. Él asintió. Coloqué en el suelo otra pieza de mosaico, un poco apartada del sistema, y le pedí a mi colega que ocupara ese lugar. ¡Y en ese punto Till se colocó por su cuenta en el lugar que le correspondía! Se quedó allí muy relajado y tranquilo, muy natural. Mi colega, que ahora era la representante de la compañera del padre, miró a las tres personas que estaban de pie delante de ella y dijo que, al contemplar esa imagen, comprendía que su pareja (el señor L.) estaba unido de por vida con la señora Z. a través de la paternidad. Esto era algo que no había percibido claramente hasta ese momento y que eso que les unía a ellos era algo que ella no tenía con su pareja…

Como si ya hubiera tenido suficiente de la imagen de la pareja de su padre, Till dijo que tenía que ir al baño y desapareció alegremente. Estaba claro que todas las imágenes importantes para él habían aflorado a la superficie y que no había nada más que añadir. Así pues puse punto y final a la representación con los padres.

Una semana después, la señora Z. me contó cómo habían hecho el viaje de vuelta a casa: tras un rato de silencio, Till había dicho en el coche: «¡Ahora ya está todo bien otra vez!». Después les invadió a los tres una gran alegría y relajación, que les hizo sentir que no querían separarse tan pronto y fueron a tomar un café juntos y a jugar unas partidas de billar. Casualmente, en el café sonaba la canción «We are family...» («Somos familia») y los tres la habían cantado en voz alta juntos. A la señora Z. se le pone la carne de gallina cuando piensa en ese momento. Till le había vuelto a decir en casa: «Ha estado bien que hiciéramos esto». A su pregunta de qué había encontrado tan bien, el chico contestó: «¡Es que se puede ver y percibir tanto de las otras personas!». Cuando ella volvió a preguntar qué cosas, Till contestó: «Sobre papá, que siempre me ha querido».

Pero, para que el chico experimentara esta realidad de forma positiva, fue necesario también meterse en la dinámica de pareja. Y es que los reproches también formaban parte de la realidad y habían forjado su cuño. El reproche del padre a la madre de que había utilizado el embarazo para retenerlo y el de la madre al padre de que la había abandonado, tenían que ser considerados. Si se pretende encontrar al niño una buena imagen en la representación —y para eso habían venido los padres—, es lícito expresar esos reproches también.

La posición correcta
Fred, 10 años, problemas sociales

A propósito de la efectividad de las representaciones, me gustaría presentar otro ejemplo. Hicimos una representación muy parecida con otro chico de diez años, cuyos padres no vivían juntos. Tenía problemas en el entorno social, pocos amigos; «siempre un poco distinto a los demás», fue la manera en que lo describieron los padres. El muchacho presentaba una curiosidad en sí mismo y es que tenía dos dedos pulgares diferentes. Uno era exacto al pulgar de la madre y el otro, exacto al del padre. Los padres vinieron a nuestra consulta para buscar un buen lugar para su hijo.

Fred, desde el principio de la representación y situado a un lado de la sala, lo siguió todo muy concentrado y acompañando cada acción con rotundos asentimientos de cabeza. A veces expresaba cuál iba a ser el siguiente paso en los cambios de posiciones antes de que sucedieran, de tal manera estaba involucrada su mente en el proceso. Cuando él se colocó junto a la posición de sus padres, se hizo patente que también aquí había reproches en el aire. Así pues, les pregunté a los padres por ellos. Entonces, la madre de Fred contó que ella se había sentido sola durante el embarazo. El padre expresó el sentido de culpabilidad que tenía y con el que había cargado hasta entonces: «Sí, era cierto. Al principio no quería al niño; tenía mucho miedo de no ser justo». Él mismo había crecido sin padre. Estaba claro que el padre, después de este comienzo desdichado, ya no se había atrevido nunca a ocupar su posición de padre de Fred.

Una y otra vez le sobrevenían sentimientos de culpabilidad cuando miraba a su hijo, al que quería por encima de todo en el mundo. En este punto, Fred mostró su intranquilidad y le pregunté si le apetecía ponerse frente a sus padres. Sí quería. Hice que el padre le dijera: «Querido Fred, al principio yo no quería tenerte porque tenía mucho miedo de causarte algún daño. Pero ahora me siento feliz de que estés aquí». Cuando el padre dijo esta frase, se dio cuenta de la verdad tan grande que era. La repitió una y otra vez con mayor fuerza. Era un alivio para él no tener que experimentar por fin aquella culpabilidad hacia su hijo y poder sentir amor. Fred miró a sus padres con tanto anhelo, sobre todo a su padre, que le pregunté si quería acercarse. Con timidez se colocó delante de sus padres y los abrazó. Ambos padres se miraron llenos de amor y también abrazaron a Fred. Fue un momento muy emotivo para los tres.

En este punto, Fred pudo permitir que sus padres se unieran dentro de sí. Respiró profundamente, como diciendo «por fin». Después le pregunté si no le importaba apartarse de nuevo. El asintió y se volvió a situar a alguna distancia. De repente se miró los pulgares, se puso muy alterado y dijo: «¡Están bien colocados!». Los adultos necesitamos un momento para entender. Fred nos explicó lo siguiente: «Cuando me coloco delante de mis padres, mi padre está en el lado donde yo tengo el pulgar que procede de él, y en el otro lado está mi madre, que coincide con el pulgar que procede de ella. Es maravilloso; puedo acordarme de ello siempre que me mire los pulgares». Allí estaba Fred con los brazos estirados, los dos pulgares uno junto al otro y con los ojos relucientes. Con esta imagen di por finalizada la representación.

Los adultos podían realizar el trabajo posterior; seguramente tendría sentido y les sería conveniente observar de nuevo a su familia de origen, pero su hijo no debía estar presente. Para él ya había sucedido lo más importante.

Ambas representaciones –la de Fred y la descrita antes con Till– tenían un tema y una puesta en escena parecida, sin embargo, ambos chicos presentaban diferentes necesidades. Uno necesitaba distancia y la representación de mi colega para el proceso emocional; para el otro, lo importante era experimentar directamente y sentir junto a los demás el proceso en sí. En el trabajo con niños siempre se ha de tener presente que las experiencias pueden parecerse, pero que no es posible deducir ninguna forma de pensar válida en general. Siempre hay que considerar al niño en cuestión.

«Lo conseguimos» – Una familia de acogida hace la representación

Ésta es una de las representaciones con niños más emocionantes que he vivido: vino a nosotros la familia P. con cinco niños, Alina de catorce años, niña de acogida; Christin de doce y Pascal de diez, ambos hermanos y niños de acogida, y Gregor de once y Anna de diez, hijos de la pareja. La razón de que buscaran ayuda se debía a que la niña de acogida, Christin, en ese momento, estaba rompiendo toda la estructura familiar, y lo hacía hasta tal punto que los padres se estaban planteando sacarla de la familia. Christin había llegado a ella junto con su hermano hacía tres años y medio, mientras Alina hacía sólo un año que estaba en la familia.

Los problemas con Christin habían comenzado hacía un año y se habían hecho insoportables. Había estado tres meses en un psiquiátrico para niños y jóvenes, porque había intentado suicidarse y también amenazaba constantemente con matar a Anna, la hija de la pareja. Ya había hecho el intento de ahogarla en una ocasión. Los padres afirmaban que sus hijos habían mostrado siempre mucho amor y un corazón abierto hacia los niños acogidos, pero que se encontraban al límite de su capacidad de aguante. Christin no hacía más que provocar disputas, era insolente, ruidosa, intranquila e imposible de sujetar. Sobre todo, el padre parecía tener los nervios a punto de desbordar y no veía otra posibilidad de solución que «alejar» a la chica. Christin se sentía en parte desesperada; le gustaría mucho quedarse en la familia y no entendía ella misma por qué se comportaba de esa manera. También su hermano llevaba muy mal su comportamiento; tenía miedo de que su hermana, lo único que le quedaba de su familia de origen, se tuviera que ir.

Con los padres naturales de estos dos chicos sólo había habido contactos muy irregulares. Según la madre de acogida, la madre biológica era una psicótica que andaba por ahí con peinados *punkies*, *piercings* y ropa vieja de cuero como si fuera una adolescente. Al padre lo describió como un alcohólico y un inestable. De esta unión existían otros tres hijos, también criados por familias de acogida. Christin había dicho en ocasiones: «Ahora seguro que me volveré tan loca como mi madre…».

Durante «una hora de juego» con mi colega, los chicos arrojaron la siguiente imagen: a lo largo de la conversación mantenida, quedó claro que todos querían otra solución que no fuera la de que Christin se fuera, pero no creían muy probable que funcionara otra cosa. Solamente Anna mostraba una clara determinación por que Christin se marchara. Alina, aunque se sentía algo importunada por Christin, sobrellevaba la situación. Se trataba de una chica tranquila que ocupaba una posición especial, pues era la única que no tenía un hermano de sangre. A Gregor le gustaba Christin claramente, aunque no le hacían gracia sus molestias; creía, no obstante, que no lo podía evitar. El muchacho parecía que se esforzaba mucho en comprender todo desde un punto de vista intelectual e intentaba detener los enfrentamientos entre unos y otros. Así, por ejemplo, con frecuencia calmaba a su hermana Anna, cuya rabia hacia Christin era claramente visible, llegando incluso a mostrarla directamente. Por otro lado, intentaba neutralizar los miedos y las inseguridades de Pascal, que era un niño muy frágil y vulnerable. Se pudo ver con total evidencia que Pascal buscaba orientación y seguridad en Gregor.

La propia Christin, por su parte, se reía y hacía el payaso —y cuanto más insegura se sentía, más fuerte se reía—. No acertaba a establecer nunca contacto visual. Durante esta hora, por lo menos, se mantuvo en su papel de payaso haciendo tonterías o provocando a los demás.

Los padres querían, por medio de la representación de la familia, determinar una imagen que los ayudara a tomar una decisión correcta, y que ésta lo fuera además para todos los niños. Los invité, pues, a que trajeran a todos los chicos, puesto que todos vivían con la tensión día tras día y les resultaría beneficioso recibir una imagen comprensible para su mente.

Cuando la familia se presentó a la cita, era perceptible una tensa expectación. Dado que los chicos ya conocían a mi colega de la hora de juego, le pedí que estuviera presente. Todos se sentaron en un largo banco y yo les expliqué a los niños que no había nada que tuvieran que hacer, que únicamente tenían que mirar. Si en alguna ocasión surgía algo para hacer, yo siempre les preguntaría primero y ellos podrían decidir tranquilamente si querían hacerlo o no. Todos estaban sentados muy serios, solamente Christin daba la impresión de estar a punto de soltar una carcajada en cualquier momento. No dejaba de hacer tonterías y de intentar revolucionar a los demás. Pero eran precisamente ¡los otros niños! los que intentaban controlarla. Les expliqué que, con el método que íbamos a utilizar, a veces se podía ver lo que la mente deseaba y también por qué sucedían cosas, aunque uno no quisiera que así fuera. Les dije que juntos íbamos a ver si había algo que intranquilizaba a Christin y la obligaba a molestar a los demás. Christin miraba todo el tiempo al suelo. Todos los niños parecieron entenderlo; ésta es, de hecho, una experiencia que he comprobado incluso con niños muy pequeños. Cuando todos los participantes se empeñan de verdad en encontrar una solución, los niños no se lo piensan dos veces.

Puesto que el padre era claramente el más decidido a sacar a Christin de la familia, le pedí que buscara un lugar para cada uno de los miembros de ella que reflejara, en su opinión, las relaciones de los unos con los otros, y que marcara esos lugares con mosaicos. En ese momento, el silencio fue tal que incluso se habría oído caer una aguja al suelo. Todos sentían curiosidad por saber dónde colocaba el padre biológico y el de acogida a quién. Primero colocó un mosaico para él mismo y, a una cierta distancia, frente a él, puso a su mujer.

Después buscó un lugar para Alina. Este mosaico lo situó un poco alejado de ellos, incluso en un lugar un tanto escondido por una columna de la sala. Cuando Alina vio esto, empezó a llorar amargamente. Le pregunté si reconocía la sensación de estar tan alejada en otros momentos. Ella asintió. Los niños se juntaron todavía más. Alina seguía llorando, aunque miraba también. Gregor, que era mucho más pequeño que Alina, le pasó un brazo por los hombros, una imagen que a mí me conmovió mucho.

Después, el señor P. colocó un mosaico para su hijo Gregor, al que situó a la izquierda junto a su mujer. Gregor asintió confirmando la posición, tal como pude ver. Después tomó un mosaico para Pascal, al que puso directamente detrás de Gregor. También Pascal empezó a llorar y aún se acercó más a este último. El mosaico para su hija Anna, lo puso justo en el centro de todos los ya situados; parecía bastante sola en aquella posición. También Anna empezó a llorar. El mosaico para Christin lo situó directamente ¡delante del suyo!; primero para señalar a la persona que estaba más cerca de él y segundo a la persona que se encontraba entre él y su querida hija Anna. ¡Era una muestra de la furia que sentía hacia Christin! En este instante, todos los chicos lloraban excepto Gregor, pero sorprendentemente parecían aliviados de que, por fin, se hiciera visible la carga que soportaban. No parecía que ninguno necesitara ser consolado por ningún adulto, sino más bien como si finalmente ya pudieran desaparecer las cargas que llevaban. Allí permanecían sentados muy serios y muy dignos. El padre estaba sorprendido de la imagen que había construido. Su mujer confirmó dicha imagen.

Después le pedí a mi colega que se fuera colocando en un mosaico detrás de otro. Le pregunté cuáles eran sus percepciones en cada lugar. Primero fue el del señor P. Ella dijo: «Tengo toda mi atención dirigida hacia Christin; casi me roba el aire para respirar. Apenas me queda libre ninguna capacidad para los demás niños y no recibo ninguna ayuda de mi mujer, que está demasiado lejos. Me siento sobrecargado; me gustaría darme la vuelta y no ver nada más...». En la posición de la señora P. dijo: «Me siento muy apoyada por mi hijo Gregor; estoy contenta de que esté a mi lado. De mi marido no recibo mucha ayuda; siento que me ha dejado sola. Todavía tengo un poco a la vista a mi hija Anna».

A continuación siguieron las posiciones de los niños. En la de Alina, mi colega experimentó una soledad y una tristeza tremendas. Dentro del sistema, no había nadie para ella; tenía muy poco contacto con las demás personas. En el lugar de Gregor se sentía una carga enorme. No podía satisfacer todo aquello que se esperaba de su persona; por un lado, apoyar a la madre; por otro, proteger al hermano de acogida que estaba detrás de él. Y a él le faltaba mucho su padre. Cuando Gregor se vio representado de esta manera, se desplomó y respiró profundamente.

En la posición de Anna se podía percibir la furia que sentía hacia Christin, que estaba directamente delante de su padre. Mi colega dijo con tono de desesperación: «Pero él es mi padre». Y «mi madre tampoco me hace el menor caso; el único que me mira con cariño es mi hermano Gregor». Al decir tal cosa, yo miré a Anna. Ésta asintió con fuerza y miró hacia el suelo como si se avergonzara. Empezó a llorar otra vez. Su hermano Gregor se sentó junto a ella y la abrazó.

Desde el lugar de Pascal llegó el siguiente mensaje: «Tengo tanto miedo de que mi hermana se tenga que ir que se me parte el corazón. También tengo mucho miedo del lugar que ocupo aquí. Me siento muy mal. Me aferro a mi hermanastro Gregor, que cuida de mí. Me siento muy débil». También Pascal asintió y respiró muy profundamente. Las lágrimas le corrían por el rostro.

Por último, mi colega se situó en la posición de Christin. Dijo: «Yo tengo el poder sobre todo. ¡Por mí estamos aquí!». Y continuó: «Es casi como una sensación de triunfo, pero al mismo tiempo me siento como una extraña. Aquí tengo que cumplir con alguna tarea que proviene de mi padre de acogida y eso me hace fuerte. Pero también estoy triste, porque no puedo acceder a los demás». Christin también lloraba. (En todo el sistema se podía percibir tanta tristeza, pero también tanto amor y desesperación, que tuve que refugiarme en mi interior para no llorar también.)

Tras estos mensajes, me dirigí de nuevo a la familia y les pregunté si eran correctas estas afirmaciones. Todos asintieron. Los niños seguían muy conmovidos. Les pedí primero a los adultos que se colocaran en sus posiciones y se compenetraran. Después pregunté cuál de los niños quería colocarse en su lugar para ver qué se sentía. Todos se pusieron de pie y ocuparon su lugar. Se pudo observar que las percepciones eran correctas: Christin miraba sonriente al suelo; Anna la miraba furiosa; Alina estaba allí de pie completamente triste; Gregor, dada la gran tensión de estar allí como apoyo de su madre y su hermano, parecía como aplastado y con los hombros caídos, y Pascal aparecía detrás de su madre y de su hermanastro con miedo y temblando. La señora P. miró a su marido y éste, como embelesado, miró a Christin.

Para dar un poco de alivio a los niños, hice el primer cambio: los coloqué a todos, unos junto a otros, frente a los padres y en el siguiente orden de izquierda a derecha: primero Gregor, después Anna, seguidos de Christin, Pascal y por último, Alina. Los órdenes que fui mencionando fueron los siguientes: primero los hijos biológicos, que tienen prioridad sobre los acogidos; después los acogidos dependiendo del tiempo que llevaran en la familia (Christin y Pascal tres años y medio mientras Alina, sólo uno).

Les pregunté a los niños cómo se sentían así situados. Todos estaban aliviados y se pegaban unos a otros, ¡incluso Anna a Christin! Para los hijos biológicos era toda una liberación tener la prioridad y ocupar los primero lugares. De esta manera se sentían por fin vistos y ya no tenían necesidad de avergonzarse de sus sentimientos, ni tampoco tenían que «usurpar» algo que les correspondía. Christin seguía mirando al suelo; parecía de golpe mucho más pequeña e infantil. Para Alina era perfecto estar la última de todos aunque fuera la más mayor, porque ahí se sentía parte de la familia. Estaba muy aliviada.

A continuación estaban de pie los padres, a gran distancia, uno frente al otro. El señor P. se dio cuenta de que quería volverse y marcharse desde el momento en que Christin no estaba frente a él. Todo aquello lo sobrepasaba. Tenía miedo de no poder aceptar este nuevo orden. Su mujer dijo asombrada que ella siempre había tenido esta imagen, aunque no había logrado nunca establecer este orden; y que, no obstante, ahora se daba cuenta de que tenía fuerza y de que, por primera vez, podía aceptar que su marido se quisiera marchar. El señor P. confirmó todo esto.

Los niños miraban como embrujados a sus padres, llenos de miedo por lo que pasaría después. Les permití a ambos que se acercaran y se pusieran uno al lado del otro. Cuando el señor P. sintió a su mujer al lado, se sintió mejor. Le hice repetir la frase «Conseguiremos este orden» y él se alivió. Dijo: «Juntos lo conseguiremos». Al pronunciar tales palabras, Christin empezó a llorar amargamente en su sitio y fuera de sí dijo: «No lo creo...». Estaba claro que ella se encontraba en una unión mucho más profunda con el señor P. Cuando le pregunté al señor P. si podría ser verdad que Christin le quisiera ayudar realmente a llevar la carga de algo, él se quedó perplejo y después asintió. Entonces, él habló de su familia de origen y quedó claro que allí también había cargas, probablemente parecidas a las que aportaba Christin desde su sistema. Los niños se habían quedado muy tranquilos. Para no cargarlos, no seguí trabajando, y le dije al señor P. que podía acudir a un seminario de adultos para buscar ayuda a su problema. Su mujer asintió y dijo que ella también iría.

Hice que el señor P. les dijera a sus hijos: «Lo que ahora está por llegar nos hará adultos. Lo conseguiremos». Puesto que los chicos miraban dubitativos, le aconsejé que se dirigiera a cada uno de ellos, lo abrazara y le dijera: «Lo conseguiremos». Era imposible mirar a Christin a los ojos, pues seguía llorando. El señor P. también lloraba. Hice que le dijera: «Gracias, ahora he visto lo que tú quieres». Christin asintió y poco a poco dejó de llorar. También la señora P. se dirigió a cada niño con la frase: «Lo conseguiremos». Todos estaban muy conmovidos.

En este punto terminamos la representación y salimos de la sala. La familia se sentó un momento en la sala de espera. Estaban exhaustos, pero aliviados. Únicamente Gregor continuaba tenso. Mi colega se sentó junto a él y le dijo: «Tú eres el único que no tienes un soporte sobre el que apoyarte, porque eres el que has sujetado a los demás». El muchacho se desplomó durante un instante y asintió. Mi colega le preguntó si lo podía abrazar y él dijo que sí, avergonzado. Cuando le pasó los brazos por los hombros, Gregor empezó a llorar. Todos los miembros de la familia miraban muy tranquilos. Así es como Gregor fue, por fin, visto por todos. Cuando se levantó, su padre se dirigió a él y lo abrazó. Entonces se le iluminó la cara. Al despedirse la familia hubo una imagen muy bonita, pues Christin se dirigió a nosotras y nos saludó con la mano, mientras nos miraba a los ojos con toda tranquilidad.

Dos semanas después vinieron los padres a un seminario sobre la representación. Contaron que todo el ambiente en casa había mejorado mucho. Christin estaba mucho más tranquila y comedida y que los chicos tenían un trato muy distinto los unos con los otros. La representación conjunta les había aportado a todos una maravillosa sensación de pertenencia y esto era algo muy especial.

Cuando el señor P. representó a su familia de origen, se hizo patente qué posición ocupaba Christin y a quién representaba: exactamente en el mismo lugar colocó el señor P. a su madre, a la que adjudicó las palabras: «Yo tengo el poder sobre todo. ¡Por mí estamos aquí!». En el transcurso de la representación se pudo percibir un duro destino. Estaba claro cómo el destino de Christin y su dolor se habían entretejido con el destino del señor P. y su dolor. Esto sólo pudo hacerse patente y resolverse con la ayuda de la representación.

La última noticia de esta familia es que Christin se quedó con ellos y que ahora existe una excelente relación entre ella y la hija biológica, Anna, lo que les da a las dos fuerza y apoyo.

«Yo soy uno de vosotros»
Álex, 17 años, psicosis endógena

La señora E. vino a vernos al Instituto con su hijo de diecisiete años, Álex. Estaba muy preocupada, porque una profesora de Álex la llamó por teléfono para decirle que tenía la sospecha de que el muchacho era drogodependiente. Fundaba esta idea en el repentino y fuerte cambio en la forma de ser de Álex en la escuela. La señora E. quería comprobar si esto era verdad y buscaba ayuda profesional.

Tuve una conversación con los dos, madre e hijo. Desde el principio se pudo advertir una gran intranquilidad en el muchacho. Parecía, en parte, ausente, con la mirada perdida y los ojos dilatados como si estuviera mirando algo muy extenso. Cuando su madre describió sus preocupaciones, él intentó desviar la atención de ellas y quitarles importancia, culpando de su intranquilidad a los trastornos de sueño que padecía. Pero esta explicación resultaba un estereotipo hasta tal punto y lo repetía tantas veces que le dejé claro la «locura» que mostraba con esta insistencia. La consecuencia fue que Álex se puso serio, y de su intranquilidad se pudo deducir la existencia de miedo. Se esforzaba por no dejar que se viera, pero acabó aflorando a la superficie sin remedio. Le propuse que continuáramos la conversación juntos sin la presencia de la madre. Aceptó la sugerencia agradecido. La señora E. estuvo de acuerdo y se marchó a la sala de espera.

Le dije a Álex que daba la impresión de que se había quedado «colgado» en algún sitio, y que era incapaz de regresar a la realidad; algo así como un trauma mental o un consumo de droga no asimilado. Le pregunté si había algo que le supusiera una gran carga emocional o que lo tuviera ocupado sobremanera. Álex admitió consumir marihuana, pero en muy poca cantidad, y afirmó que no le suponía ningún problema. Y nuevamente el miedo afloró a la superficie. Cuando le dije que podía notar su miedo incluso físicamente y que, por lo tanto, tenía que ser muy grande, me confió que en ese momento estaba en contacto con una chica que mostraba confianza en él y que acudía a él en busca de consejo y ayuda. Esta chica tenía un amigo que pertenecía a una secta de Satán. Mientras me contaba esto, empezó a temblar sin poderse controlar. Le pregunté qué era lo que le ocasionaba tanto miedo. Álex me habló de las prácticas que aquéllos realizaban y que él conocía a través de las informaciones que le daba la chica. Me habló así de misas en cementerios, rituales de sangre como, por ejemplo, rajar a una cabra viva, sacarle los intestinos y ofrecerlos como sacrificio. Estaba claro hasta qué punto le cargaban a Álex estas imágenes, pero, por otro lado, tenía que demostrar ser fuerte ante la chica y ser capaz también de protegerla del ambiente peligroso que la rodeaba.

Me habló de un encuentro con el amigo de dicha chica, del que no estaba seguro si había sido por casualidad o si había sido un arreglo entre la chica y su amigo. En este punto se hizo evidente su mayor miedo. Describió cómo encontró a este chico supuestamente por casualidad, lo mal y alterado que se sintió y la enorme irradiación que emanaba de él. Desde entonces ya no estaba seguro de si él era un «elegido». Al hablar de este chico y del miedo que tenía a que lo persiguieran, Álex parecía totalmente fuera de sí; la realidad dejó de ser concebible para él, es decir, dejaba de estar en la realidad. Se creó un campo de energía en la sala que yo sólo conocía de algunos adultos con tendencias psicóticas. En este momento, lo más importante para Álex era poderse mostrar, descubrirse completamente. ¡Qué necesidad!

Le expliqué con toda tranquilidad lo peligrosas que son estas sectas y le pregunté si existía alguna posibilidad de mantenerse alejado de ellas. Para mí era importante comprender al máximo sus locas imágenes, porque tras muchas constelaciones familiares sé que incluso para las imágenes y los síntomas más locos de una persona existe una correspondencia en el sistema que los hace comprensibles. Es como la lengua extranjera de la mente, que ha de ser traducida para poder ser comprendida.

Dado el contacto permanente con la chica, Álex estaba relacionado todo el tiempo con el tema, hasta incluso llegó a pensar en presentarse él mismo en el cementerio cuando el grupo se reuniera para hacerse una idea del peligro que entrañaban. Cuando contaba estas historias parecía un megalómano que pensaba que podía imponerse a un grupo de satánicos. Su mente estaba profundamente trastornada como consecuencia de la locura que le ocasionaba el miedo y el delirio de grandeza.

Por un lado, todo aquello le daba un miedo atroz hasta casi volverlo loco, pero por otro lado, no quería parecer débil, dado que estaba enamorado de la chica. En esta situación, era incapaz de ver la frontera entre la realidad y la locura. Esto fue justamente lo que le dije y él lo confirmó. Por primera vez en mucho tiempo, y gracias a esta conversación, Álex pareció aliviado y también exhausto; incluso se sentía capaz de hablarle del asunto a su madre.

Decidí hacer una representación con Álex y mi colega. Su madre también entró, aunque sólo para observar. Le pedí a Álex que señalara tres posiciones: una para sí mismo, otra para la chica y una más para el amigo de la chica que pertenecía a la secta. Cuando mi colega se colocó en la posición del amigo de la chica, recibió una tremenda y poderosa irradiación que a mí misma, como directora de la representación, me insufló respeto y precaución. Me di cuenta de que aquello iba en serio y de que no debería ir mucho más allá. Era una sensación de tener detrás de ti algo inalcanzable, grande y oscuro.

Álex se colocó en su lugar. Temblando de miedo, y al mismo tiempo atraído, se acercó al satánico. Tenía los ojos muy abiertos, como si quisiera profundizar lo más posible en lo que veía. No era capaz de percibir en su totalidad el poder y el peligro que emanaba de aquel ser. En la posición de la chica se hizo patente que ésta no iba en serio con Álex; no se trataba más que de un juego atractivo e interesante. Conforme Álex se iba acercando al amigo, parecía que la energía se iba extendiendo por toda la sala. Nunca, en toda mi carrera profesional realizando representaciones, me había encontrado con una energía tan poderosa y oscura. Mi colega decía, desde esa posición, que Álex sería su víctima si se acercaba más. Hice que Álex se inclinara ante este poder. Primero se quería negar, porque siempre se había considerado una persona fuerte. Justo en ese momento era un auténtico megalómano. Cuando por fin lo hizo, se quedó muy quieto. Le pedí que dijera: «Retrocedo y tengo cuidado de tu grandeza». En este punto le hice que se girara y, con pasos muy conscientes y lentos, salió del campo de acción del amigo de la chica, en dirección a la ventana. Le miré directamente a los ojos y le pregunté una y otra vez si podía ver con claridad. Primero lo negó. Pero con cada paso que se alejaba, su vista iba siendo más clara. Los ojos tan abiertos se regularon nuevamente y volvieron a un tamaño normal, y otra vez fue capaz de percibir los acontecimientos que sucedían al otro lado de la ventana. Pero permanecía la curiosidad de girarse nuevamente. Yo no se lo permití. Hice que su madre se pusiera detrás de él, para que se sintiera mejor. Y aquí dejamos la representación.

Cambié de sala con Álex y le comenté que tenía que cortar la relación con la chica. Lo que me impresionó fue su pregunta de si lo tenía que hacer inmediatamente por el móvil y que qué tenía que decir. Y efectivamente lo hizo delante de mí. ¡Vaya voto de confianza!

Al día siguiente me llamó la madre y me dijo que Álex se encontraba bastante mejor y que, por primera vez desde hacía mucho tiempo, había sido capaz de dormir largo rato. El padre de Álex, un iraquí ortopeda con su propia consulta, quería que un colega suyo, un neurólogo, viera a su hijo y aclarara la situación desde un punto de vista médico. Una semana después, la madre nos volvió a llamar y nos dijo que el diagnóstico de su hijo era «psicosis endógena». El médico quería tratarlo con medicamentos, pero los padres se negaron. Antes querían volver otra vez a nuestra consulta.

El día de la cita, el padre también trajo a su hermano, o sea, el tío de Álex, a su vez iraquí y médico. Decidimos realizar nuevamente otra representación, para la que entraron todos en la sala. Álex colocó su posición y la de aquello que lo amenazaba. Mi colega se puso en la posición de lo que amenazaba. Estaban uno frente al otro. El que amenazaba mostraba su poder, Álex mostraba su miedo. Coloqué a los dos hombres detrás de Álex, o sea, a su padre y a su tío. Álex se sentiría reforzado. Pero los dos hombres fueron incapaces de mirar al que amenazaba. Éste quiso dirigirse a la fila de hombres que estaba detrás de Álex. Yo permití que así sucediera. De tal forma que ahora había tres personas detrás de Álex; el padre del chico dijo en voz alta que él sabía quién era esta tercera persona, o sea, el que amenazaba: su segundo hermano, que vivía en Irak y también era médico. Cuando pregunté qué pasaba con él, el padre contestó que este hombre había sufrido esquizofrenia paranoica a la misma edad que Álex tenía ahora. Había sido un perseguido político y el padre de Álex le había tenido que ir a buscar muchas veces, cuando aún vivía en Irak, en casas mortuorias y prisiones.

Así pues, allí estaban estos dos elegantes iraquíes con mi colega, que representaba al tercer hermano, y todos lloraban amargamente.

Por y con su hermano. La identificación de Álex con el hermano era evidente. Él era el único que en la representación le había podido mirar y que sentía una profunda unión con él. Álex les dijo a su padre y a su tío: «Yo soy uno de vosotros». Los hombres asintieron.

La dinámica de la representación continuó hasta llegar al abuelo de Álex en Irak, que había sido un militar de alto grado, un general, y que en su época había formado parte de la cúpula directiva del país. Así pues, en esta familia había víctimas y verdugos. Quien haya seguido los acontecimientos de Irak en los últimos años, se podrá hacer quizá una idea de la energía de esta representación, que tenía repercusiones incluso en el mismo Irak. Le mostré al padre una vez más la importancia para Álex de este hermano que vivía en Irak y al que el chico no conocía. Tras muchos años sin contacto, el padre decidió llamar a su hermano y lo invitó a ir a Alemania. El hombre lloró mucho y se alegró enormemente. A través de este contacto, el padre había recuperado los lazos de unión con su hogar de origen, de tal manera que había pensado incluso, durante un tiempo, en ayudar a la reconstrucción de su país.

Álex también había hablado con el tío por teléfono. Los padres dijeron que el muchacho había vuelto a sonreír por primera vez desde hacía mucho tiempo y que, desde entonces, hablaba ininterrumpidamente, mientras que antes siempre había sido una persona muy callada. Además habían desaparecido todos los síntomas que presentaba antes.

Cuatro semanas después de nuestra cita, Álex vino a vernos por deseo propio sin sus padres. Había concertado una representación. Para averiguar si una representación sería el método adecuado a sus necesidades de ese momento, lo invité a que mantuviéramos una conversación previa. Es una experiencia comprobada que aquello que se mueve en la mente después de una representación, a veces, es efectivo incluso un año después. Así, sucede, de vez en cuando, que en este sentido tengo que frenar a algunos clientes entusiasmados que enseguida quieren hacer otra representación, porque han notado claramente que algo ha cambiado en ellos. Por lo general, son capaces de entender que la llegada demasiado rápida de nuevas imágenes puede anular el efecto ya conseguido antes.

Así pues, me pongo alerta con Álex. Me cuenta lo bien que le va todo desde la última cita. Los síntomas y miedos de antes habían desaparecido y no habían vuelto a aflorar. Había roto el contacto con la chica por completo y, desde entonces, no había tenido ningún punto en común ni con ella ni con su oscuro entorno. El problema que lo llevaba a estar sentado ante mí era que, dentro de la clase, se sentía un *outsider*, un marginado, y no tenía ningún amigo, aunque se esforzaba en conseguirlos. Y esto desde hacía ya bastante tiempo. Era este problema el que lo hacía infeliz.

Querido lector, si usted analiza esta nueva situación y la compara con los problemas y las amenazas de la situación anterior, seguramente se dará cuenta de la irradiación de energía muy distinta que se percibe. Para mí es claramente reconocible que Álex estaba de vuelta en el plano de la realidad y que su problema de este momento estaba en relación con dicha realidad. Se trata de un plano completamente diferente de aquel en el que habíamos trabajado antes. Una representación en este nuevo plano también está bien, puesto que no se tiene que profundizar mucho y tiene más bien el carácter de una representación organizativa. En este caso no se trata de descubrir dinámicas familiares escondidas, sino más bien de reconocer las estructuras del propio sistema.

Así pues, en esta nueva representación, colocamos los lugares de algunos de los compañeros de Álex cuyo favor se había esforzado en conseguir y, sin embargo, no había logrado. Álex pudo darse cuenta, en esta representación, de por qué no encontraba ninguna unión:

por un lado, dado un cambio de colegio, él era el último que había ingresado en la clase, mientras los demás chicos se conocían ya de clases precedentes y llevaban mucho tiempo juntos. Por otro lado, Álex poseía una gran inteligencia (era un superdotado) y una gran sensibilidad, a la altura de las cuales no podían estar los demás compañeros, que lo tildaban de extraño. Esto hacía que Álex se sintiera muy inseguro, hasta el punto de no saber ni cómo comportarse. Como mejor se sentía era situándose con sus compañeros de la fila de atrás y diciendo: «Yo soy uno de vosotros». (¡Esta frase también había salido en la primera representación!). Así todo iba bien. Yo añadí además a sus dos mejores amigos, a los que conocía desde la infancia, pero que no estaban en la escuela. Álex se sintió reforzado y dijo que, en otro año más, conseguiría integrarse. ¡Al fin y al cabo no era más que la escuela!

Una semana después, hablé con Álex y me contó que la situación en la escuela se había relajado mucho y que ya no se sentía atacado. Esto le permitía acercarse más fácilmente a sus compañeros, lo que propiciaba a su vez que también recibiera por su parte una respuesta positiva. Ahora lo que le preocupaba era la cuestión de encontrar novia. Un proceso muy normal en un chico de diecisiete años. Pero, para eso, ya no nos necesitaba a nosotros…

Últimas observaciones

Al trasladar al papel todos estos pensamientos, impresiones y ejemplos, naturalmente me han vuelto a la mente todos los niños y jóvenes que he tratado y, una vez más, sus experiencias han afectado a mi mente.

Para mí, el beneficio personal que extraigo de este trabajo, con todo lo que esto conlleva, es fecundo y me hace feliz, a pesar de la tristeza y el dolor que a veces han removido las heridas propias. De eso siempre se sale crecido.

Les deseo, queridos lectores, que también ustedes tengan las mismas felices experiencias que yo.

Espacios

Casi como en un sueño,
el espacio se agranda
cuando se entra en él.
Y cuando uno se queda en silencio,
se puede percibir como
aparentemente el mundo se mueve más lento.
Y, no obstante, si uno va más rápido
todo se hace más claro y brillante,
uniendo estrechamente el espacio y el tiempo.
Muy hacia delante y muy hacia atrás
se percibe lo infinito
en un trozo de vida terrenal.
Se adivinan los muchos antepasados
que llegaron antes que nosotros
y que se han marchado ya.
Y la mirada se desliza
a la próxima generación
y se para en un niño pequeño.

En toda esta rueda
llamea también la luz de tu mente;
su fulgor quiere ser tu norte,
no te asustes.
Te llevarán suavemente
a través del río de la vida;
atrévete a dar los pasos
que ya se te muestran.
Y lo que sea, será,
así es la rueda de la vida;
lo que nace, muere,
nada es en vano.

Agradecimientos

Mi mayor agradecimiento va dirigido, también en este segundo libro, a mi amiga, colega y compañera de nuestro conjunto Institut für Systemische Familienordnungen (ISFO; Instituto para el Orden Familiar Sistémico), Melanie Niepel. No sólo se ha leído el texto para corregirlo y hacerme retomar el camino desviado cuando, llevada por la escritura, había perdido el norte, sino que también me ha permitido tomarme el tiempo libre necesario para cumplir con las fechas de entrega del manuscrito. Ella ha sido la que, durante todo este tiempo de escritura del libro, ha realizado el trabajo con los niños y los jóvenes en el instituto.

Agradezco a la señora Dagmar Olzog, de Kösel-Verlag, el haber tenido la amplitud de miras necesaria para reconocer el desarrollo de nuestro trabajo y pensar que de él podía extraerse un libro interesante.

Agradezco a mi lector Gerhard Plachta su paciencia para conmigo en mi primer libro y por su constante apoyo en este segundo, aun cuando estaba en proceso de elaboración.

Hamburgo, otoño de 2003

INGRID DYKSTRA

El Instituto para el Orden Familiar Sistémico

El Instituto para el Orden Familiar Sistémico (Institut für Systemische Familienordnungen; ISFO) es un centro de asesoramiento y terapia para niños y familias, individuos o parejas, situado en Hamburgo, que fundamos mi compañera de instituto, Melanie Niepel, y yo en el año 2000. Colaboramos de continuo con el Centro de Ayuda al Menor y con los Tribunales de la Familia de Hamburgo.

Además realizamos programas de formación para pedagogos, terapeutas, profesores, médicos, educadores y otras personas que trabajan en el campo pedagógico-social. Estos programas tienen como base el trabajo sistémico-fenomenológico. En el instituto, además, impartimos algunas conferencias y organizamos seminarios sobre este tema.

Dirección de contacto:

Institut für Systemische Familienordnungen (ISFO)
Königstraße 4a 22767 Hamburgo
Teléfono: 040/419 219-90
Fax: 040/419 219-92
E-mail: infor@isfo-hamburg.de
Internet: www.isfo-hamburg.de

Bibliografía

DYKSTRA, Ingrid: *Wenn Kinder Schicksal tragen. Kindliches Verhalten aus systemischer Sicht verstehen. Mit einem Vorwort von Bert Hellinger* (Cuando los niños cargan con la mala fortuna. El comportamiento infantil visto desde el punto de vista sistémico), Kösel, Múnich, 2003 (2.ª edición).

FRANKE-GRICKSCH, Marianne: *Du gehörst zu uns! Systemische Einblicke und Lösungen für Lehrer,* Schüler und Eltern (¡Tú nos perteneces! Análisis y soluciones sistémicas para profesores, alumnos y padres). Carl-Auer-Systeme, Heidelberg, 2004 (3.ª edición).

GÓMEZ-PEDRA, Sylvia: *Kindliche Not und kindliche Liebe. Familien-Stellen und systemische Lösungen in Schule und Familie* (La necesidad infantil y el amor infantil. Los lugares de la familia y las soluciones sistémicas en la escuela y la familia), Carl-Auer-Systeme, Heidelberg, 2002 (2.ª edición revisada).

HELLINGER, BERT: *Anerkennen, was ist. Gespräche über Verstrickung und Lösung* (Reconocer lo que es. Conversaciones sobre opresión y solución), Kösel, Múnich, 2003 (13.ª edición).

———: *Finden, was wirkt. Therapeutische Briefe* (Encontrar algo que funcione. Cartas terapéuticas), Kösel, Múnich, 2003 (11.ª edición).

———: *Haltet mich, dass ich am Leben bleibe. Lösungen für Adoptierte* (Sujetadme para que me quede en la vida. Soluciones para los adoptados), Carl-Auer-Systeme, Heidelberg, 2001 (2.ª edición. Existe un vídeo con el mismo título de 1997).

——: *In der Seele an die Liebe rühren. Familien-Stellen mit Eltern und Pflegeeltern von behinderten Kindern* (Llegar al amor desde la mente. Los lugares de la familia con padres biológicos y de acogida de niños incapacitados), Carl-Auer-Systeme, Heidelberg, 1998 (Vídeo con el mismo título de 1998).

——: *Liebe und Schicksal. Was Paare aneinander wachsen lässt* (Amor y destino. Lo que la pareja permite que crezca entre ellos), Kösel, Múnich, 2003 (2.ª edición).

——: *Die Mitte fühlt sich leicht an. Vorträge und Geschichten* (El medio se siente como algo ligero. Conferencias e historias), Kösel, Múnich, 2003 (9.ª edición).

Knorr, Michael: *Aufstellungsarbeit in sozialen und pädagogischen Berufsfeldern. Die andere Art des Helfens* (El trabajo de representación en los campos profesionales sociales y pedagógicos. El otro modo de ayudar), Carl-Auer-Systeme, Heidelberg, 2004.

Prekop, Jirina: *Erstgeborene. Über eine besondere Geschwisterposition* (Sobre una posición especial de los hermanos), Kösel, Múnich, 2003 (5.ª edición).

——: *Kinder sind Gäste, die nach dem Weg fragen. Ein Elternbuch* (Los niños son viajeros que preguntan el camino. Un libro para los padres), Kösel, Múnich, 2003 (16.ª edición).

——: *Der kleine Tyrann. Welchen Halt brauchen Kinder?* (El pequeño tirano. ¿Qué asidero necesitan los niños?), dtv, Múnich, 1998.

Prekop, Jirina, Hellinger, Bert: *Wenn ihr wüsstet, wie ich euch liebe. Wie schwierigen Kindern durch Familien-Stellen und Festhalten geholfen werden kann* (Si supierais lo que os quiero. Cómo las posiciones de la familia pueden ayudar a los niños difíciles), Kösel, Múnich, 2002 (3.ª edición).

Prekop, Jirina y Schweizer, Christel: *Unruhige Kinder. Ein Ratgeber für beunruhigte Eltern* (Niños intranquilos. Un consejero para padres que están intranquilos), dtv, Múnich, 1997.

Ruppert, Franz: *Verwirrte Seelen. Der verborgene Sinn von Psychosen. Grundzüge einer systemischen Psychotraumatologie* (Mentes locas. El sentido oculto de las psicosis. Rasgos fundamentales de una psicotraumatología sistémica), Kösel, Múnich, 2004 (2.ª edición).

Índice

¿Desea enviarnos algún comentario sobre
EL ALMA CONOCE EL CAMINO?

Esperamos que haya disfrutado con la lectura y que este libro ocupe un lugar especial en su biblioteca particular. Dado que nuestro principal objetivo es complacer a los lectores de nuestros libros, nos sería de gran utilidad recibir sus comentarios, enviando esta hoja por correo, fax o e-mail a:

EDICIONES OBELISCO
Pere IV 78, 3º 5ª
08005 Barcelona (ESPAÑA)
Fax: (34) 93-309-85-23
e-mail: comercial@edicionesobelisco.com

✍ Comentarios o sugerencias:

____

____

____

✍ ¿Qué le llamó más la atención de este libro?

____

____

____

✍ ¿Quiere recibir un catálogo de nuestros libros (válido sólo para España)? ❒ SI ❒ NO

✍ ¿Quiere recibir nuestra agenda electrónica de actividades?
❒ SI ❒ NO

Si quiere recibir **NUESTRA AGENDA ELECTRÓNICA** de actividades con conferencias, talleres y eventos, además del boletín con las nuevas publicaciones, puede darse de alta automáticamente en nuestra web ***www.edicionesobelisco.com*** y facilitarnos sus datos en el apartado *Suscríbase*.

Nombre y apellidos:
Dirección:
Ciudad: C.Postal:
Provincia/estado: País:
Teléfono: E-mail:

¡Gracias por su tiempo y colaboración!